ENCYCLOPEDIA
FOR
CHILDREN

中国少儿百科知识全书

ENCYCLOPEDIA FOR CHILDREN

中国少儿百科知识全书

奇妙的人体

精密运行的机器

郑 翔 毕文杰 / 著

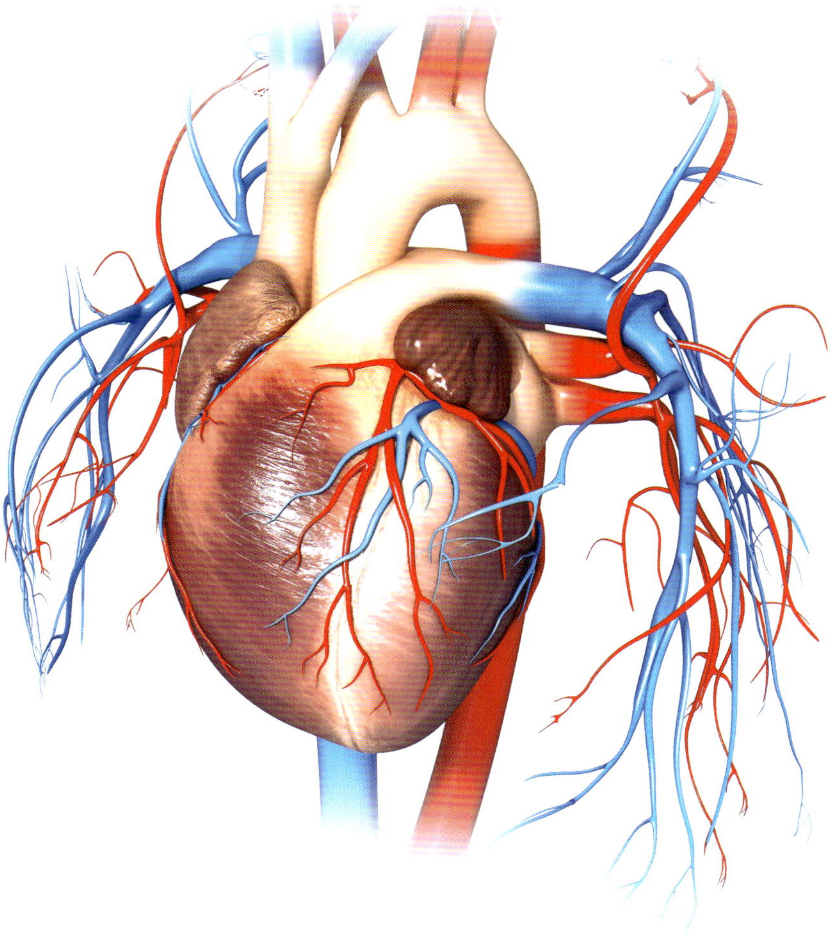

少年儿童出版社

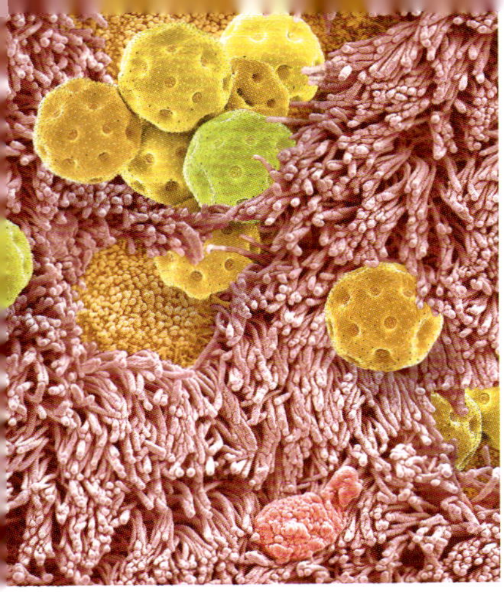

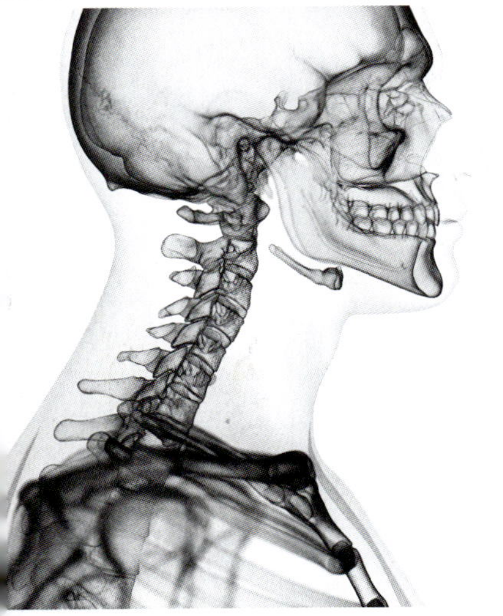

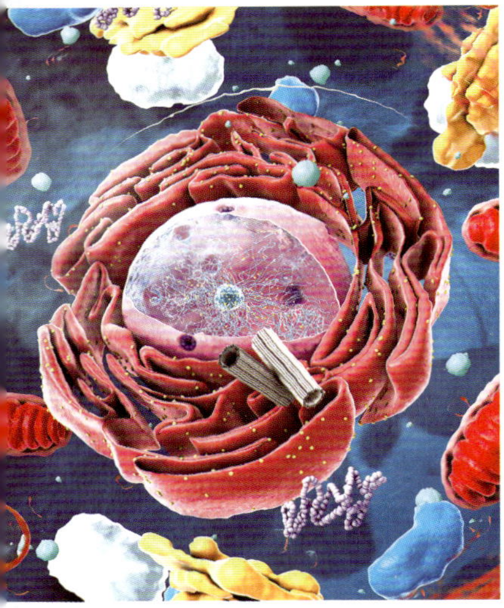

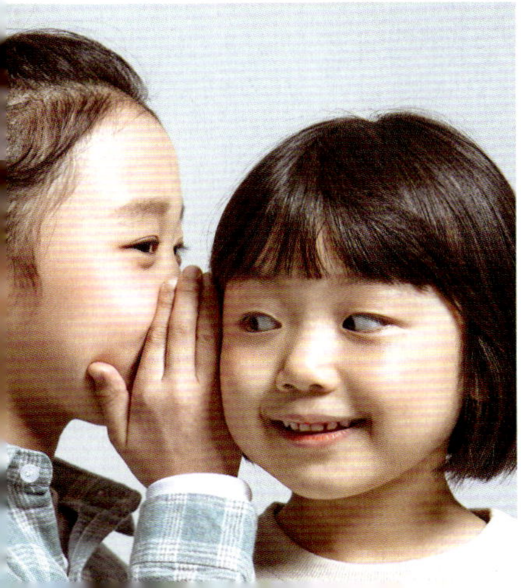

目　录

ENCYCLOPEDIA
FOR
CHILDREN

人体的构成

与植物和其他动物一样，人体也是由许多个小“零件”拼接而成的，最小的“零件”是细胞。

运动系统

如果没有骨骼，你的身体就会瘫软在地，变成一堆不成形的肉。人体一共有多少块骨头呢?

感觉与控制

脑安静地躺在我们坚硬的颅骨里，整天一动不动，却消耗人体所需能量的五分之一，它在忙些什么呢?

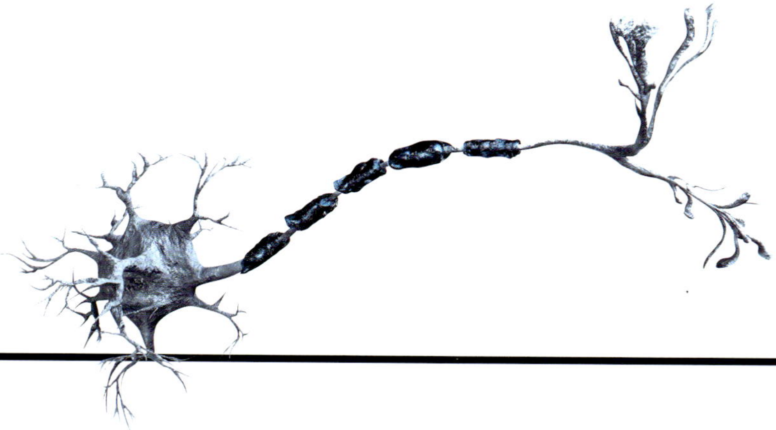

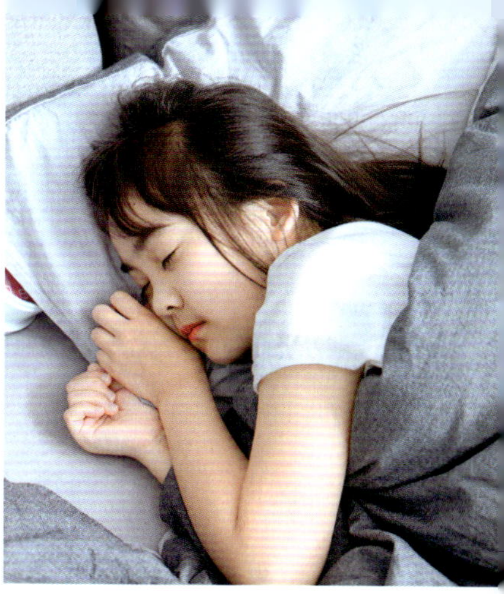

血液的使命

血液里浮动着许多精灵一般的细胞，它们是身体里的“快递员”和“警卫”，执行着性命攸关的任务。

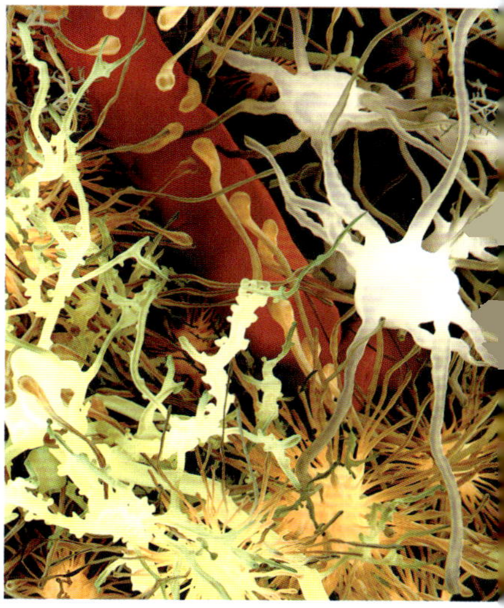

支持系统

食物在嘴巴里停留的时间非常短，被牙齿碾碎后，经由咽进入食管中，直到抵达黑黢黢的胃里。

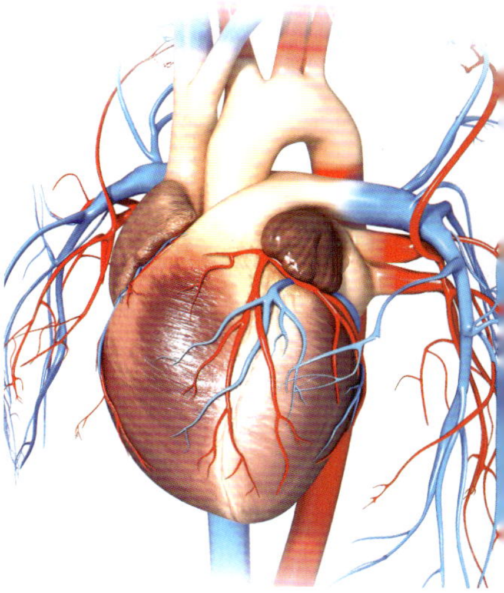

生命奇迹

最幸运的那枚精子遇到卵子后，便一头扎进卵子的保护层，把头部的遗传物质一股脑儿注入卵子内。

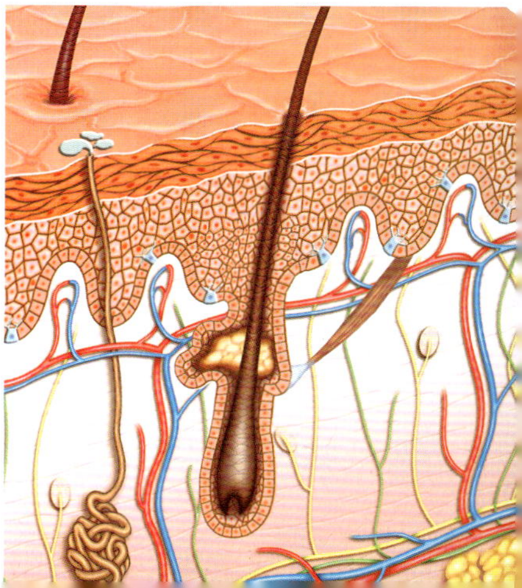

附　录

人体是什么？

你和爸爸妈妈长得很像，可你们仍然很不一样。你看起来似乎还是个小不点儿，皮肤细腻，声音稚嫩。你也不如他们强壮，和爸爸妈妈赛跑，想要取胜一点也不容易。不过总有一天，你会和他们一样高，也和他们一样有力气。我们所“居住”的身体，是大自然创造的奇迹。每个人的身体都与众不同，每一天它都有新的变化。

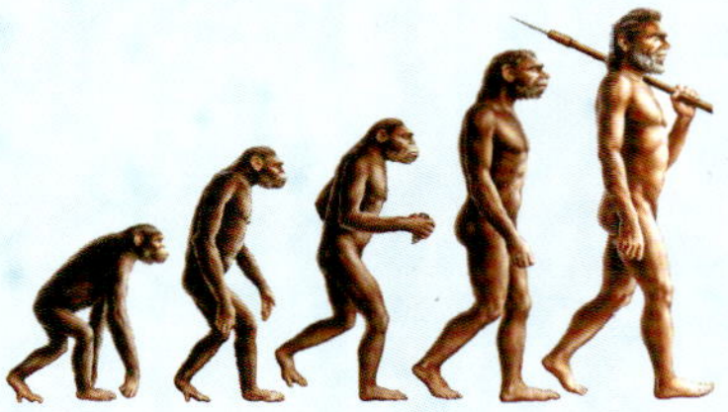

科学家认为，人类经过了几百万年的进化，才演变为现在的模样。人类的外貌和思维能力发生了巨大的转变，现在的人类脑容量更大，也更加聪明。

精密的机器

尽管长相不同，可你和朋友的身体构造却几乎一模一样——1 双眼睛、2 条手臂、10 个脚趾……而且，你们都会呼吸、吃饭、运动和休息。成千上万个部件组成了人体，从牙齿、皮肤到肺和大脑，每一个部件都肩负着重要的使命。人体就像一台神秘复杂的机器，它的内部一刻不停地运转，维持着你的生命机能。

知识加油站

在过去，解剖尸体的行为一度被许多文化所厌弃，那些被好奇心所驱使的人，只能偷偷进行离经叛道的尝试，以了解人体的构造。

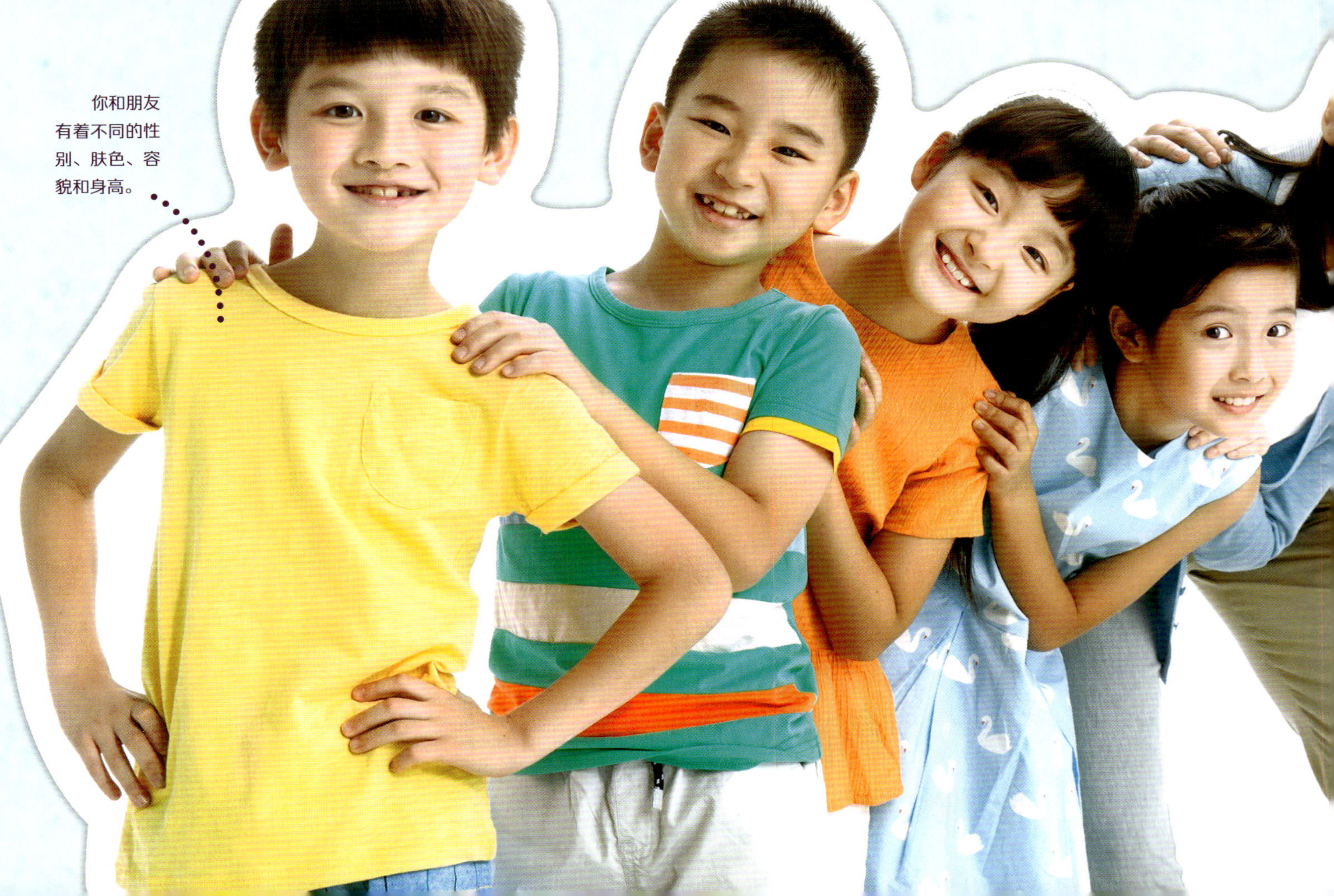

你和朋友有着不同的性别、肤色、容貌和身高。

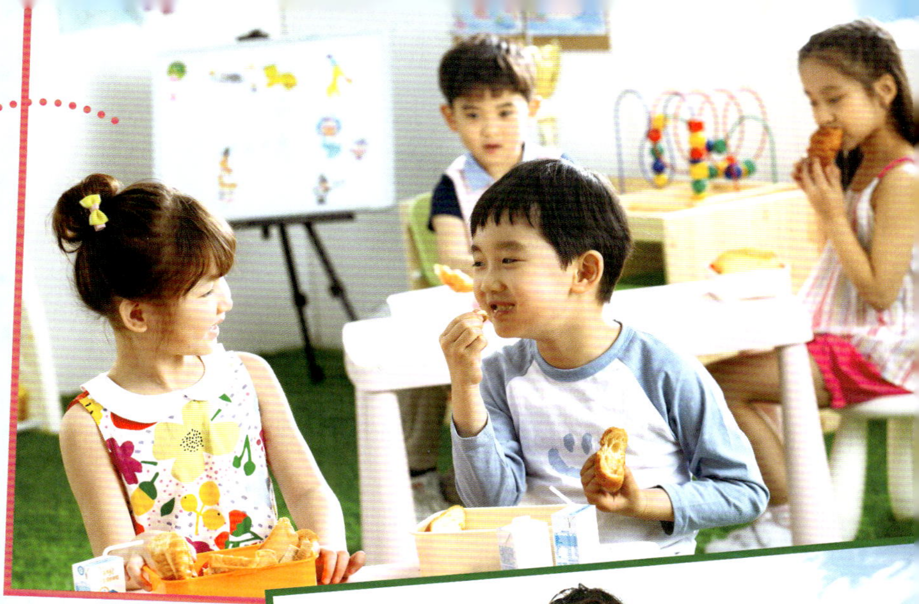

食物为我们提供养分和能量，也帮我们健康成长。

燃料加工厂

当我们坐着或躺着休息时，我们的身体仍在兢兢业业地工作，它将我们吃进去的食物加工成细小的养分。遍布全身的血管是畅通无阻的运输通道，其中流淌的血液把养分运送到各个地方，并带走所到之处的废弃物。排尿是最高效的排毒方式，呼吸和大便也能带出人体工厂制造的垃圾。为了保证身体拥有充足的能量和养分，我们每天都要吃足够多的食物。

高效的团队

不论是在安静地看书，还是在肆意地奔跑；不论是在欣赏美景，还是在闭目养神，你的脑一刻也没有休息。它指挥着你身体的各种活动，也掌控着你的各种情绪。当看到蔚蓝的大海，你可能会激动得尖叫，甚至手舞足蹈。当大人把你举高，你可能有点害怕，但又十分开心。当你回到家后，你还会清晰记得这一段精彩的海滩之旅。

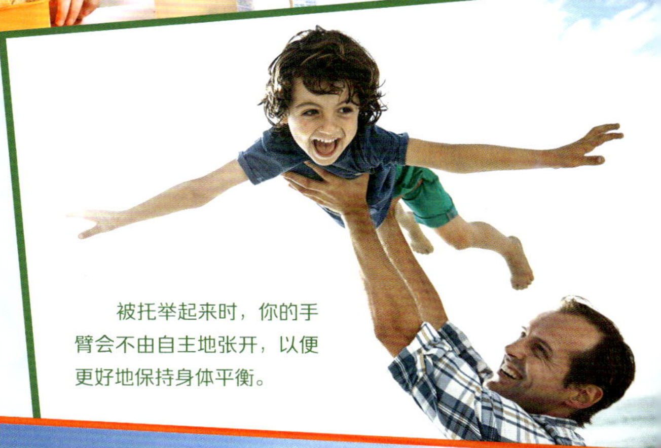

被托举起来时，你的手臂会不由自主地张开，以便更好地保持身体平衡。

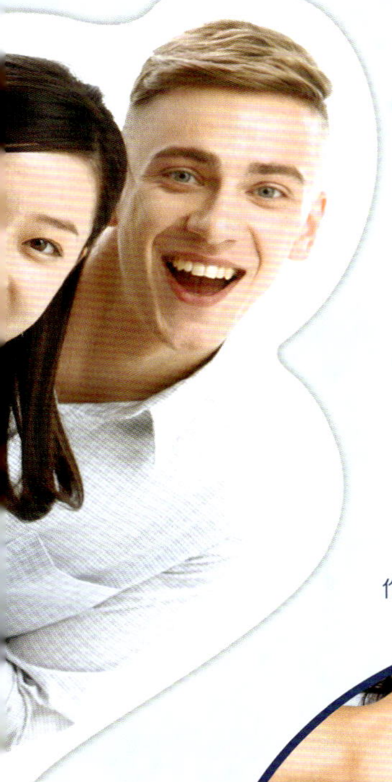

能量储存库

跳绳、跑步和打球时，身体暂时放缓分解食物的工作，而是忙着唤醒储存的能量——葡萄糖，催促它们与氧气结合，把能量释放出来，为全身的肌肉提供充足的动力。很快，你会觉得心脏“扑通、扑通”直跳，并开始“呼呼”喘粗气。

和其他机器一样，人体机器在进入高强度运转之前，也要充分预热，让身体各个部分做好准备，以防出现故障。这也就是为什么，体育课一开始，我们得先做一套热身操。

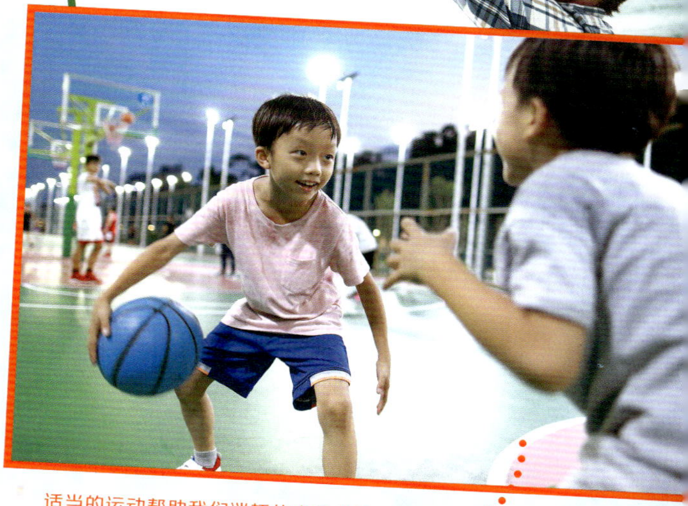

适当的运动帮助我们消耗体内多余的能量，也让我们变得健康。

当体内的免疫大军与有害微生物作战时，你的身体可能会发热。

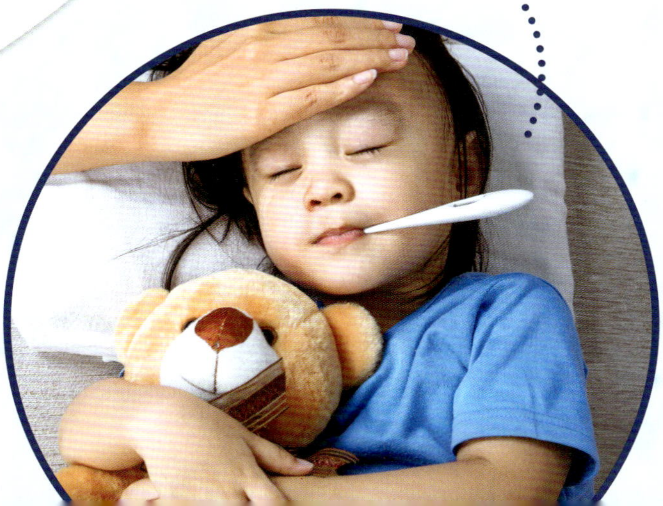

安全屏障

有些食物并不安全，吸入的空气里也可能含有危险的成分。但有害微生物和有毒物质进入人体后，会被人体的防卫系统侦察出来。它们立刻采取行动，将这些有害物质快速隔离或团团围住，然后一举歼灭。有时，入侵的微生物战斗力超强，或者队伍浩浩荡荡，人体的防卫军团就会与入侵者打“持久战”——持续数天甚至数周，直到获得最终的胜利。

身体拼图

与植物和其他动物一样，人体也是由许多个小“零件”拼接而成的，最小的“零件”是细胞。形态和功能相似的细胞聚在一起，形成了各式各样的组织。多个组织相互连接，共同完成一项具体的工作时，就形成了器官。

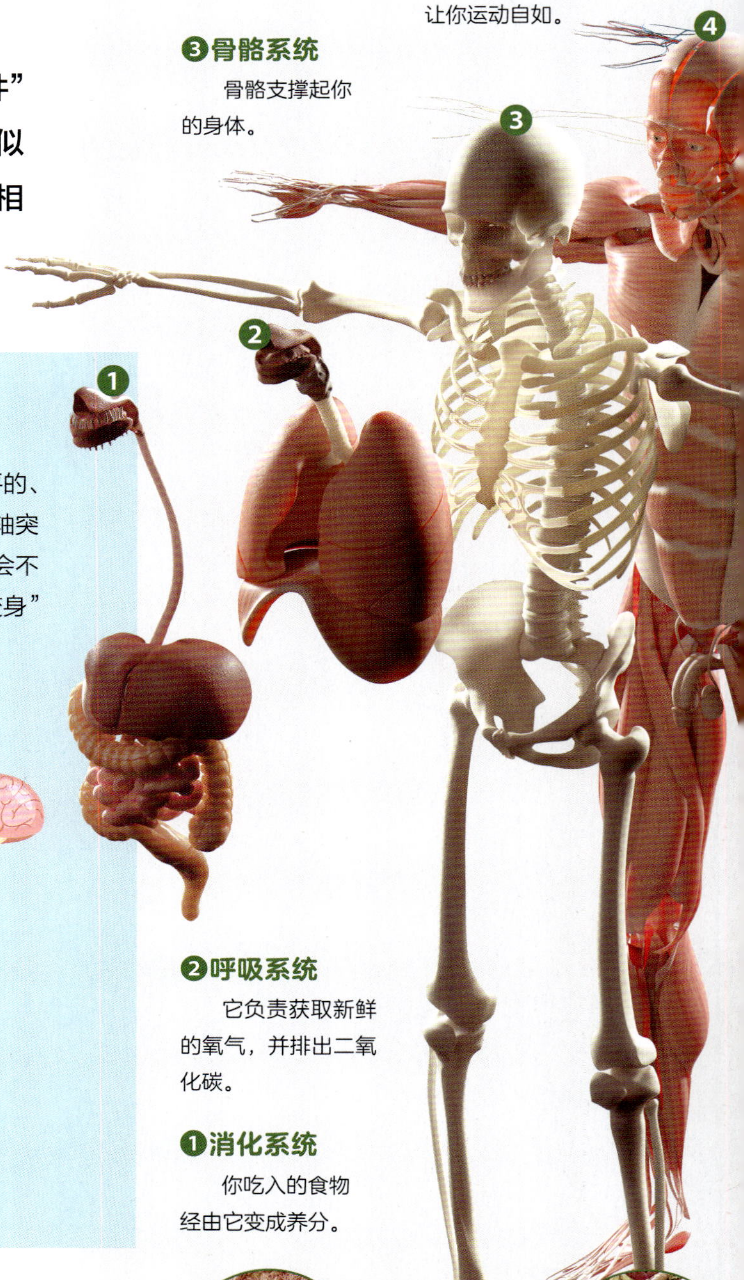

④肌肉系统

肌肉拉动骨骼，让你运动自如。

③骨骼系统

骨骼支撑起你的身体。

②呼吸系统

它负责获取新鲜的氧气，并排出二氧化碳。

①消化系统

你吃入的食物经由它变成养分。

最小的“零件”

身体里的微小“零件”——细胞形态各异：梭形的、柱形的、扁平的、球状的……最大的细胞卵子可以用肉眼看见，而最长的细胞神经元的轴突可能比你的手臂还长。有些细胞会不离不弃地陪伴你一辈子，有些却会不断换新。实际上，各种细胞都是由干细胞（体内一种幼稚的细胞）“变身”而成的。干细胞一开始平平无奇，等分化成其他细胞，就会改头换面。

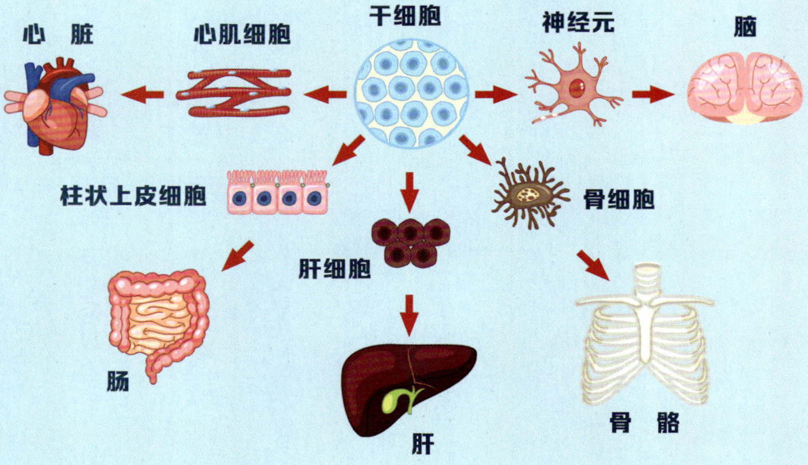

基本的组织

身体要像机器一样有条不紊地工作，就必须按照规则“组装”起来：从细胞到组织，到器官，再到具有特定功能的系统。模样相同的一群细胞首先构成“组织”，它们分为 4 类：上皮组织参与构成了你身体最大的器官——皮肤；肌组织通过收缩和舒张，让你的四肢和躯干活动自如；结缔组织“工种”最多，它们给身体提供支持和营养；神经组织则编成一张大网，将信息传递到你全身。

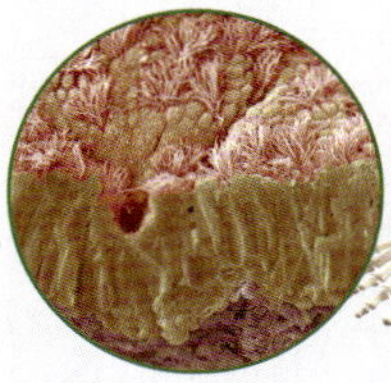

上皮组织

人体体表、血管等的内表面都分布着上皮组织。它们很薄，却把人体结构规划得井井有条。

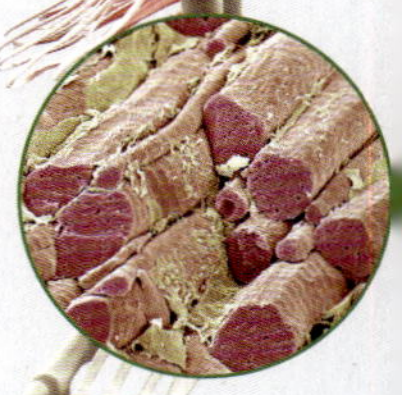

肌组织

细长的肌细胞紧密排列，构成纹理清晰的肌组织。

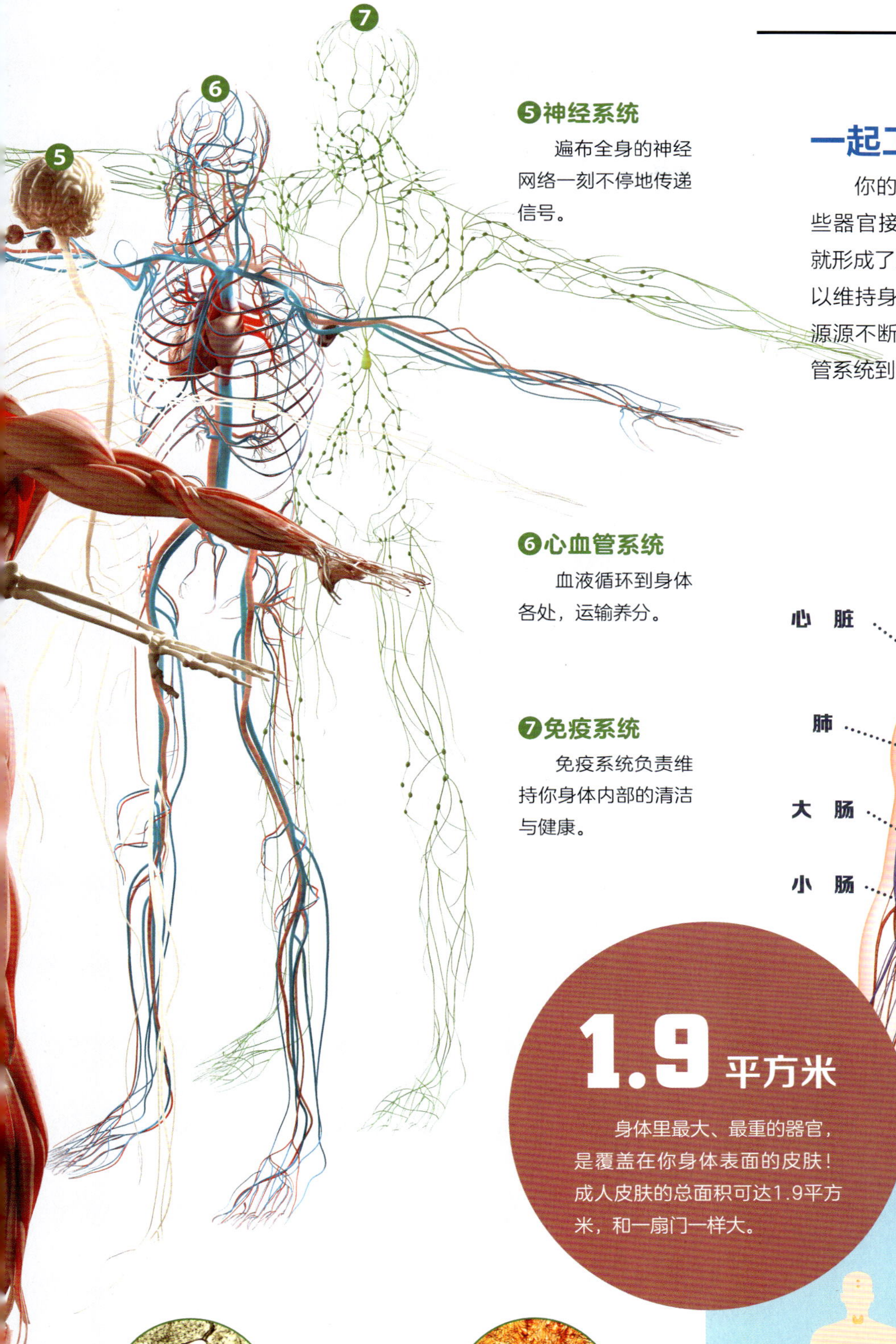

❺神经系统

遍布全身的神经网络一刻不停地传递信号。

❻心血管系统

血液循环到身体各处，运输养分。

❼免疫系统

免疫系统负责维持你身体内部的清洁与健康。

一起工作的十大系统

你的心脏、肝、肾等器官都含有多种组织。当这些器官接到指令，要共同执行某一项具体的任务时，就形成了系统。这些系统并非各干各的，而是一起工作，以维持身体的正常运转。比如，所有的系统都离不开源源不断的氧气供应，氧气来自呼吸系统，经由心血管系统到达身体各处。

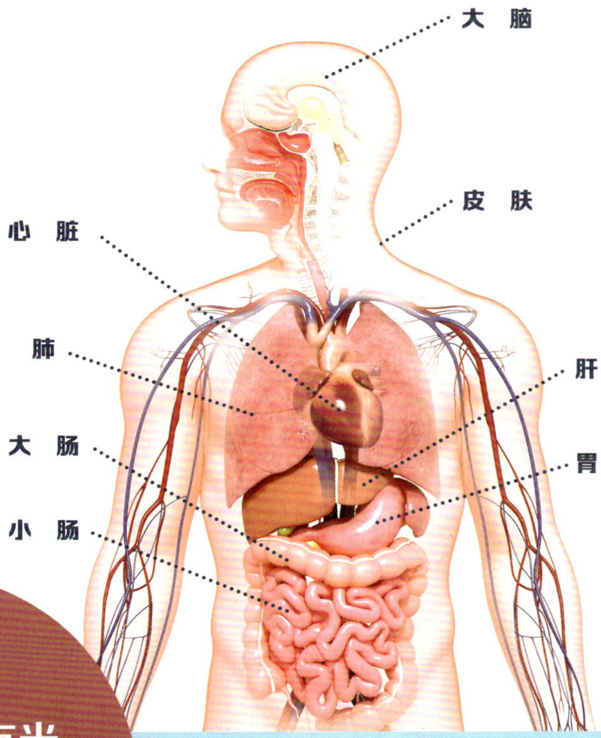

1.9 平方米

身体里最大、最重的器官，是覆盖在你身体表面的皮肤！成人皮肤的总面积可达1.9平方米，和一扇门一样大。

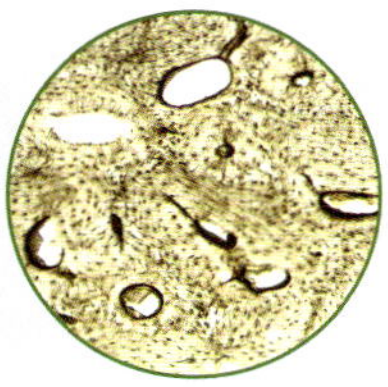

结缔组织

骨骼、血液和脂肪都属于结缔组织，它们由形态和功能各异的细胞构成。

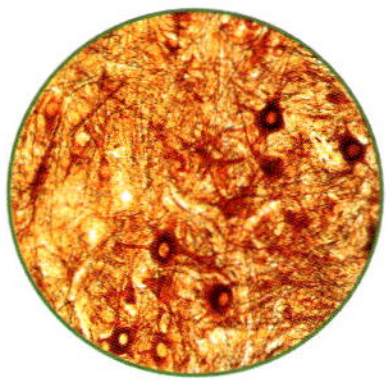

神经组织

人的思维活动有赖于神经组织，它们把信息从脑部传到身体其他地方，也收集从各个地方发出的信号。

更多的人体系统

除了神经系统、血液循环系统、肌肉系统等系统之外，人体还具有内分泌系统、生殖系统和泌尿系统。

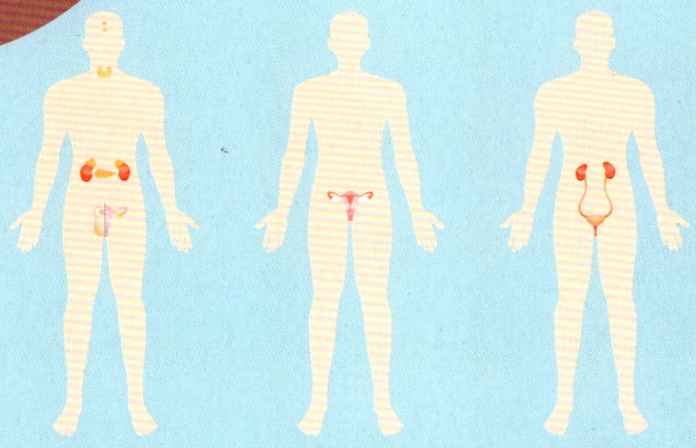

内分泌系统　女性生殖系统　泌尿系统

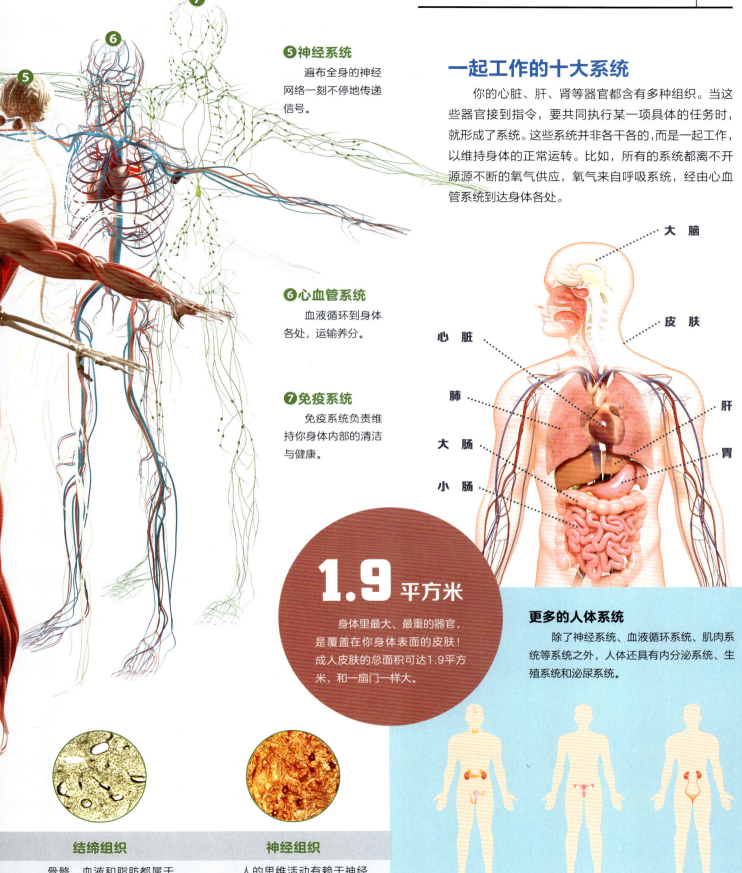

千姿百态的细胞

在你看书和思考的时候，身体里数以亿计的细胞正有条不紊地工作。不同的细胞虽然模样大相径庭，内部构造却十分相似，个个“五脏俱全”。在细胞内，大大小小的细胞器正热火朝天地忙碌着：制造有用的物质，释放“新鲜”的能量，排出废弃物。

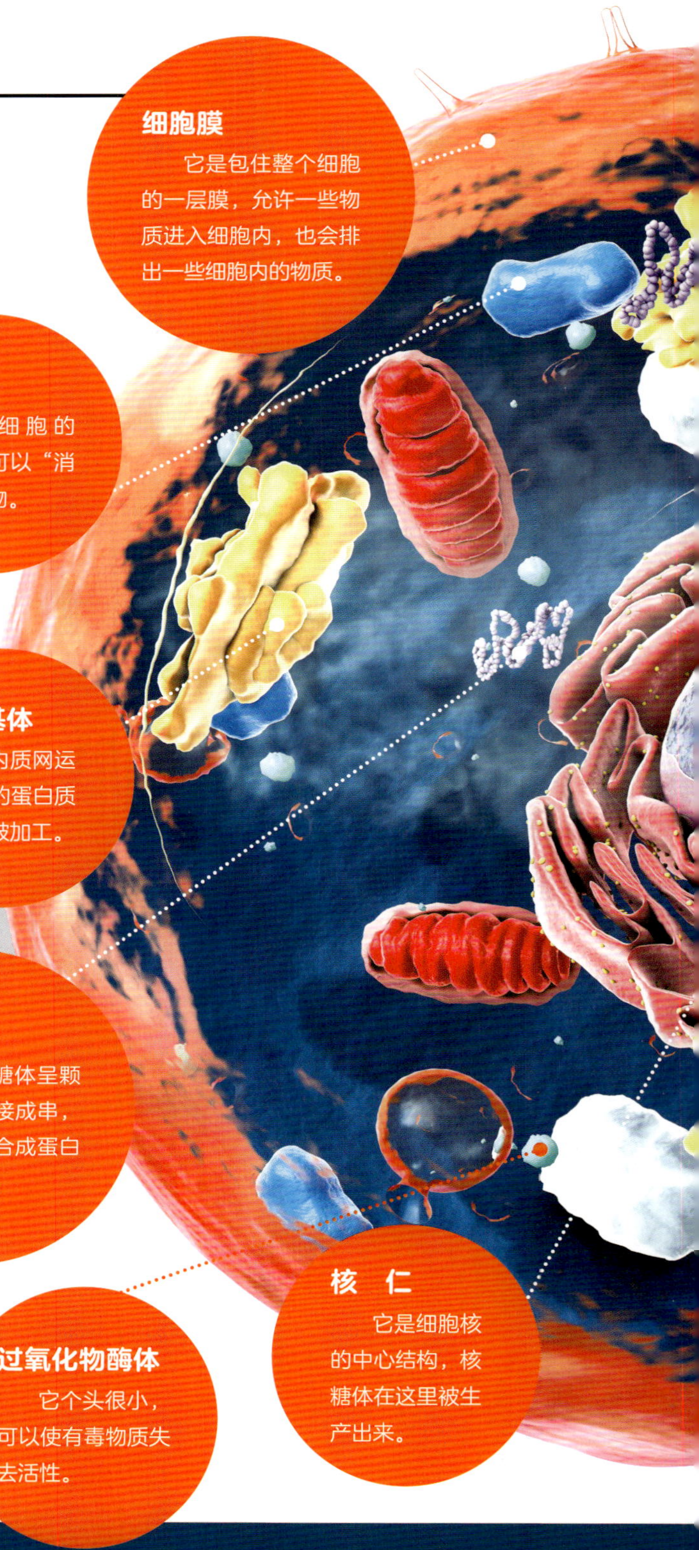
细胞膜
它是包住整个细胞的一层膜，允许一些物质进入细胞内，也会排出一些细胞内的物质。
溶酶体
它是细胞的“胃”，可以“消化”废弃物。
高尔基体
从内质网运送过来的蛋白质在这里被加工。
核糖体
小小的核糖体呈颗粒状，常常连接成串，俨然是一台台合成蛋白质分子的机器。
过氧化物酶体
它个头很小，可以使有毒物质失去活性。
核 仁
它是细胞核的中心结构，核糖体在这里被生产出来。

分工协作的细胞器

除了红细胞，身体里所有的细胞都有一个指挥中心——细胞核。它对细胞内物质、能量的生产发号施令，也掌控细胞的分裂活动。细胞核的外面填充着细胞质，其中布满了形状各异的微小部件——细胞器，它们有的忙着燃烧养分，制造能量；有的负责加工原料，合成蛋白质；还有的擅长处理“垃圾”，净化有毒的物质。

细胞如何交流?

人体内的细胞并非孤立存在的个体，它们彼此之间可以自如地传递信号、交换物质。细胞的分泌物起到信号员的作用，可影响另一个细胞。有时隔得太远，还要借助血液来运输分泌物。

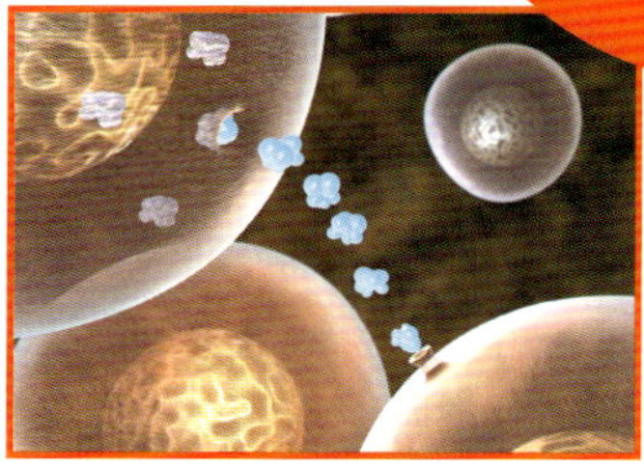

细胞有多小?

仅凭肉眼，我们很难看见细胞，只有借助显微镜，才能一睹它们的真容。唯独卵子刚好可以用肉眼看见，它的直径可达 0.1 毫米（100 000 纳米）以上，相当于一根头发的粗细。

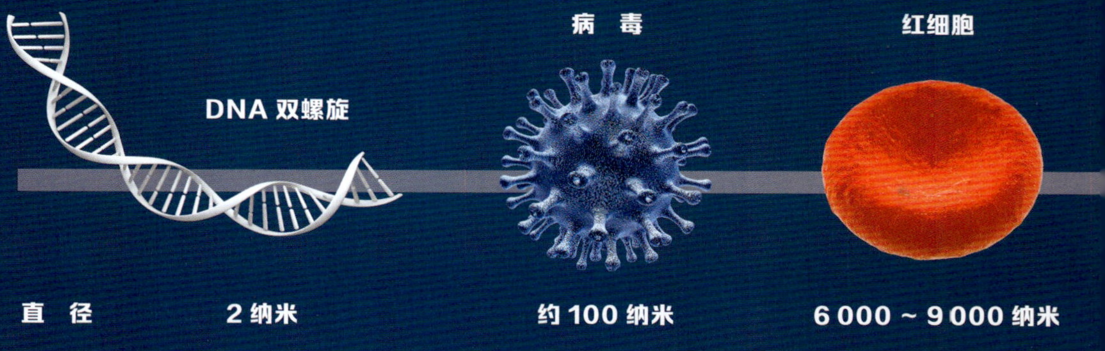
DNA 双螺旋
病 毒
红细胞
直 径
2 纳米
约 100 纳米
6 000 ~ 9 000 纳米

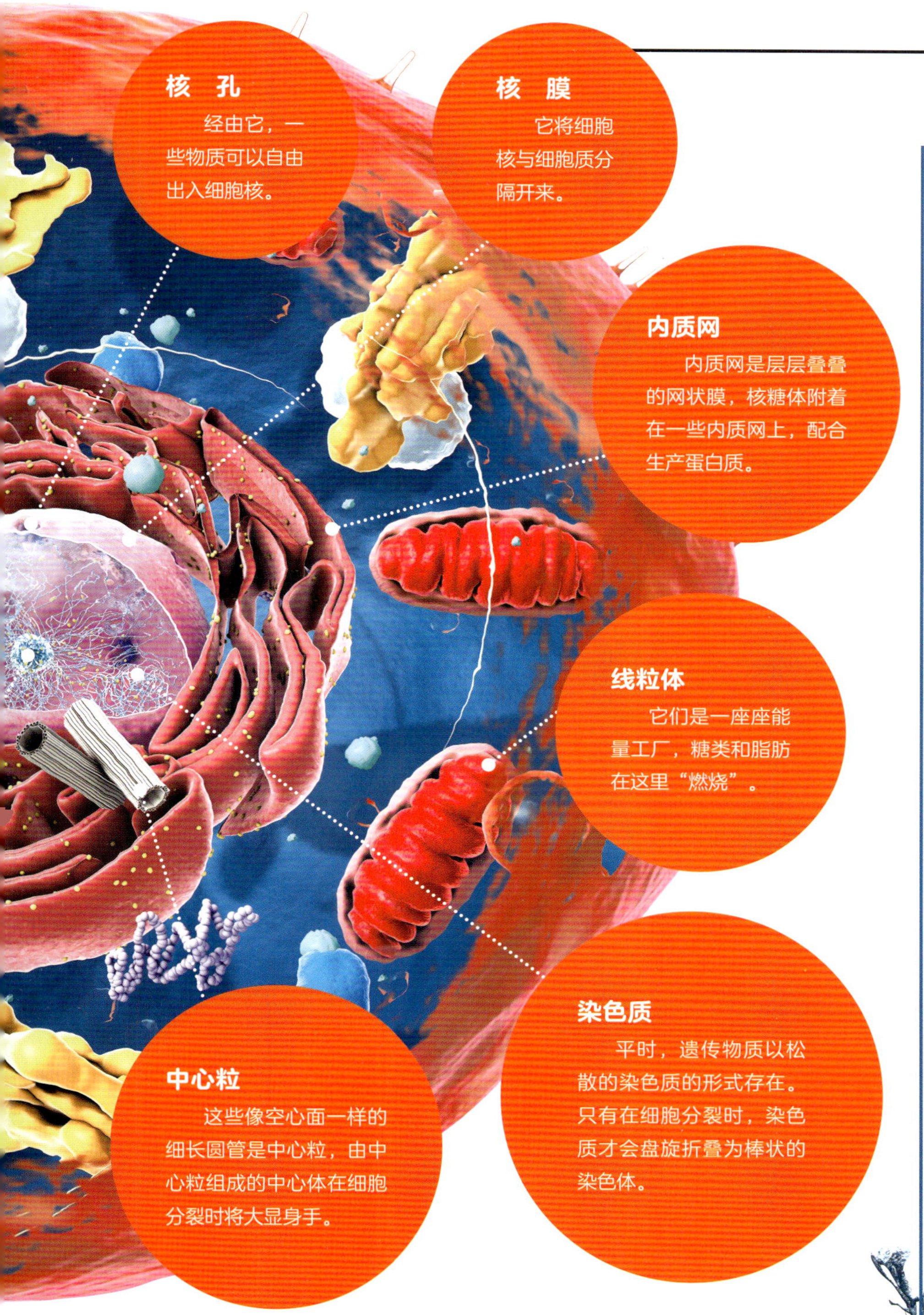

核　孔
经由它，一些物质可以自由出入细胞核。

核　膜
它将细胞核与细胞质分隔开来。

内质网
内质网是层层叠叠的网状膜，核糖体附着在一些内质网上，配合生产蛋白质。

线粒体
它们是一座座能量工厂，糖类和脂肪在这里“燃烧”。

中心粒
这些像空心面一样的细长圆管是中心粒，由中心粒组成的中心体在细胞分裂时将大显身手。

染色质
平时，遗传物质以松散的染色质的形式存在。只有在细胞分裂时，染色质才会盘旋折叠为棒状的染色体。

各式各样的细胞

人体内的细胞大约有 200 多种。其中许多类似于球形，还有一些呈梭形、扁盘形、柱形或树枝形。各式各样的细胞任劳任怨地履行着各自的使命。

柱状上皮细胞
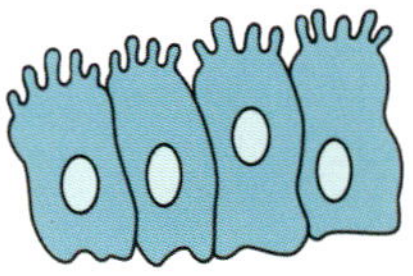

胃、肠道等的内表面紧密排列着许多柱状上皮细胞。

平滑肌细胞
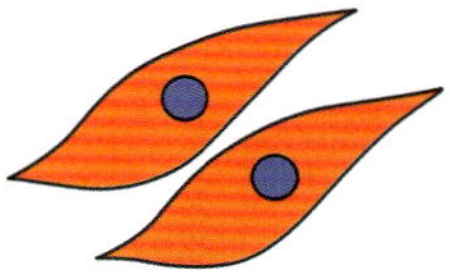

长梭形的平滑肌细胞分布在一些内脏器官里，控制着内脏器官的运动。

巨噬细胞
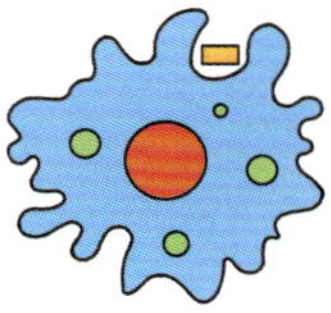

巨噬细胞具有吞噬能力，能监控和消灭外来入侵者，也能吞噬身体中衰老的细胞。

红细胞
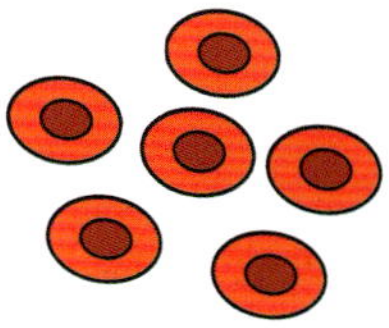

双面内凹的红细胞是血液里的多数派，它们没有细胞核。

中性粒细胞
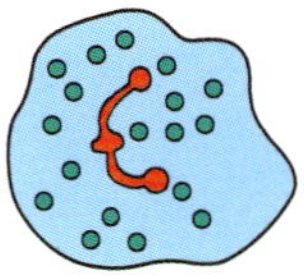

中性粒细胞是白细胞的主力军，当细菌入侵造成感染时，中性粒细胞迅速出击，将敌方消灭。

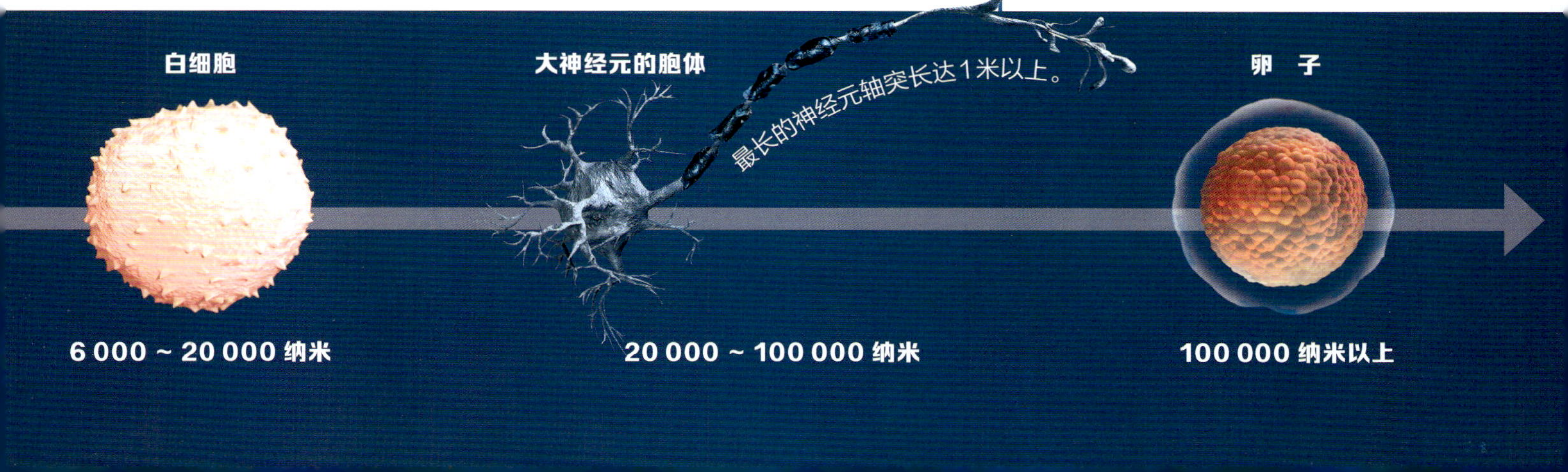
白细胞
6 000 ~ 20 000 纳米
大神经元的胞体
最长的神经元轴突长达1米以上。
20 000 ~ 100 000 纳米
卵　子
100 000 纳米以上

牢固的支架

考古学家必须拥有强大的心脏，因为他们经常要和骷髅打交道。在深埋地下的墓穴里，考古学家惊喜地发现了远古人类破碎的遗骸，把它们拼接在一起，可以还原出先人的大致模样。

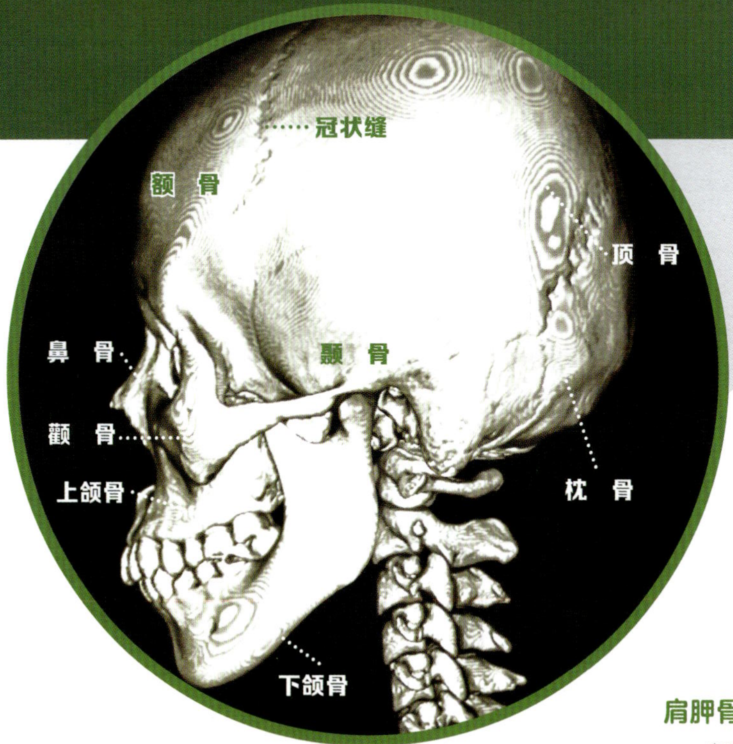

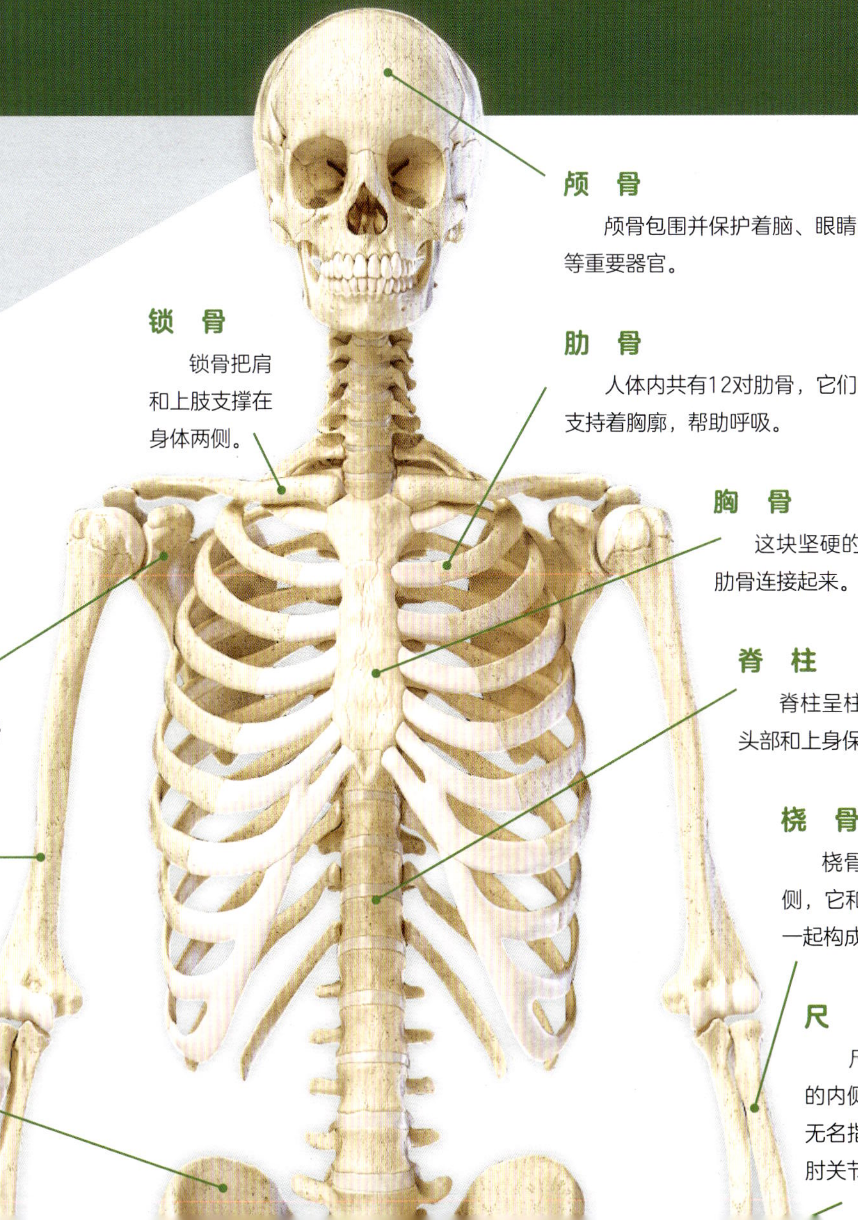

颅 骨

颅骨包围并保护着脑、眼睛等重要器官。

锁 骨

锁骨把肩和上肢支撑在身体两侧。

肋 骨

人体内共有12对肋骨，它们支持着胸廓，帮助呼吸。

胸 骨

这块坚硬的骨头将许多肋骨连接起来。

肩胛骨

肩胛骨和肱骨构成肩关节。

脊 柱

脊柱呈柱状，可以让头部和上身保持直立。

肱 骨

肱骨上的肱二头肌和肱三头肌在运动时密切配合。

桡 骨

桡骨在前臂的外侧，它和肱骨、尺骨一起构成肘关节。

髋 骨

髋骨是骨盆中最大的骨，髋臼和股骨头构成髋关节。

尺 骨

尺骨位丁前臂的内侧，从小指和无名指一直延伸到肘关节。

和长颈鹿一样多的骨头块数

长颈鹿的脖子可长达2米，人的脖子要短得多，尽管长度差别很大，骨头块数却是一样的！很久以前，无脊椎动物进化为脊椎动物，椎骨慢慢产生，接着分化出颈椎、胸椎、腰椎……到后来，大多数哺乳动物的颈椎进化为7块。

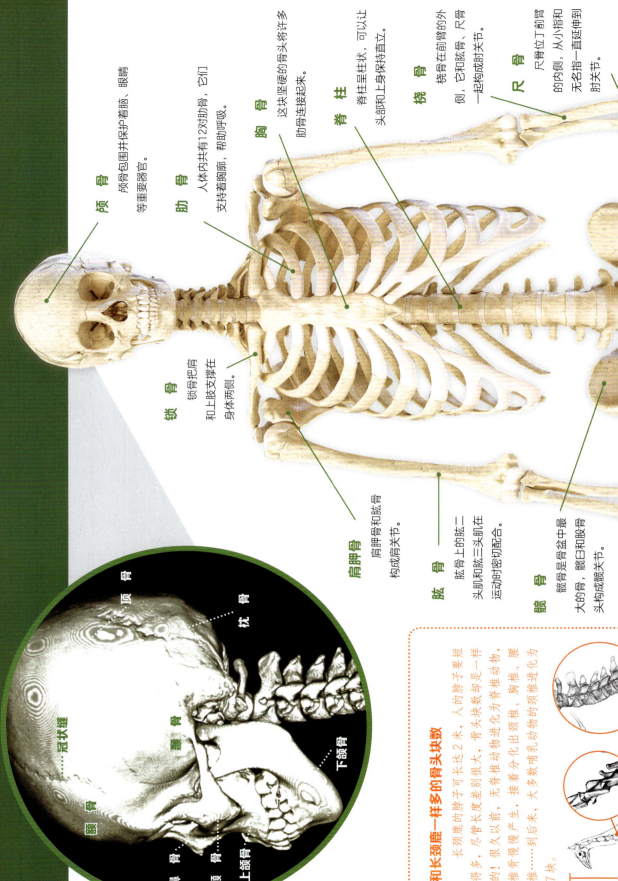

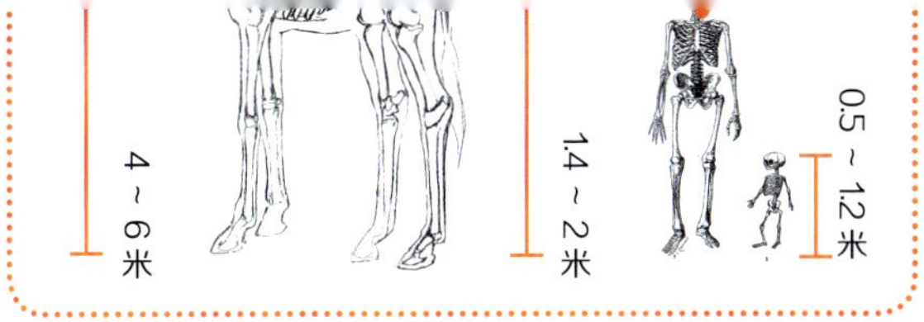
4 ~ 6 米
1.4 ~ 2 米
0.5 ~ 1.2 米

支撑你的身体

当你还在妈妈肚子里的时候，骨骼就已经开始生长了。现在，它支撑起你的身体，让你能够站立、活动、躺下休息。如果没有骨骼，你的身体就会瘫软在地，变成一堆不成形的肉。也因为有骨骼的保护，体内的器官才不会轻易受到撞击和震荡。

摸得到的骨头

刚出生时，你的身体里大约有 300 块骨头。等你长大成人，就只有 206 块骨头了，其中，23 块是颅骨，51 块是躯干骨，还有一大半骨头分布在手和脚里。虽然这些骨头我们看不见，但有一些仅仅被皮肤和少量脂肪组织等包裹，很容易用手触摸到，如头部的颧骨和下颌骨、肩部的锁骨、背部的椎骨。不妨摸一摸试试看！

坚硬而灵活

骨组织十分坚硬，但由这些骨头拼接而成的骨架却并不僵硬。关节连接着一些骨头，让骨架能够弯曲。当骨头上附着的肌肉活动时，骨架也就动起来了。

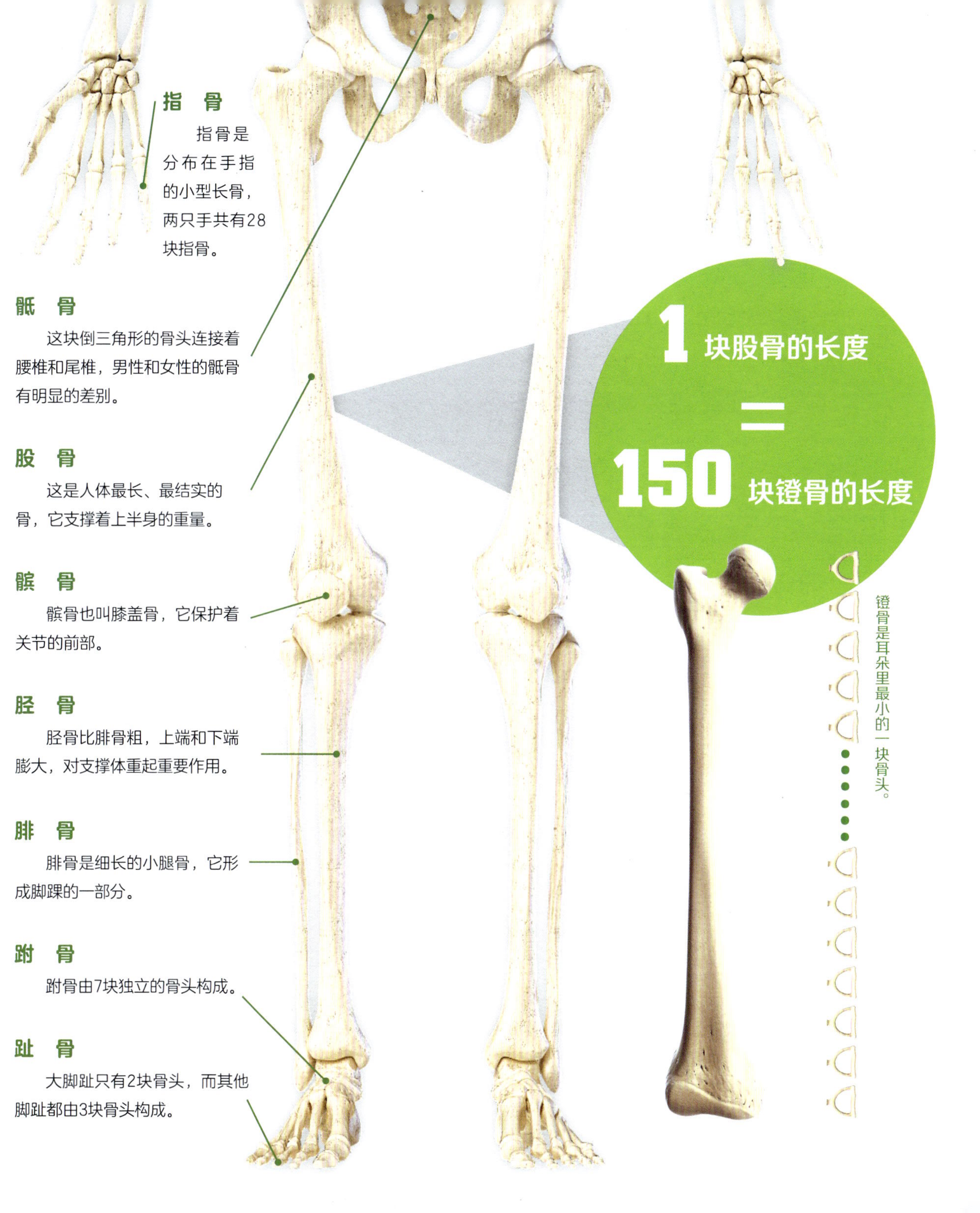
指骨
指骨是分布在手指的小型长骨，两只手共有28块指骨。
骶骨
这块倒三角形的骨头连接着腰椎和尾椎，男性和女性的骶骨有明显的差别。
股骨
这是人体最长、最结实的骨，它支撑着上半身的重量。
髌骨
髌骨也叫膝盖骨，它保护着关节的前部。
胫骨
胫骨比腓骨粗，上端和下端膨大，对支撑体重起重要作用。
腓骨
腓骨是细长的小腿骨，它形成脚踝的一部分。
跗骨
跗骨由7块独立的骨头构成。
趾骨
大脚趾只有2块骨头，而其他脚趾都由3块骨头构成。
1 块股骨的长度
=
150 块镫骨的长度
镫骨是耳朵里最小的一块骨头。

有生命的骨骼

和眼睛、鼻子一样，骨骼也是有生命力的器官。它们看上去好似定型了，实际却在不断变化。骨骼里遍布着神经和血管，所以骨折的时候，你会感觉十分疼。

骨骼里面藏着什么?

骨骼并不像它表面看上去那样，是一根硬邦邦的实心“木棒”。唯有最外层分布着比木棒更密实坚硬的密质骨，中间则环绕着像海绵一样轻便而牢固的松质骨，最里面有时还充满了像果冻一样的骨髓。血管交错穿过骨骼，给其他部位源源不断地输送“养料”。

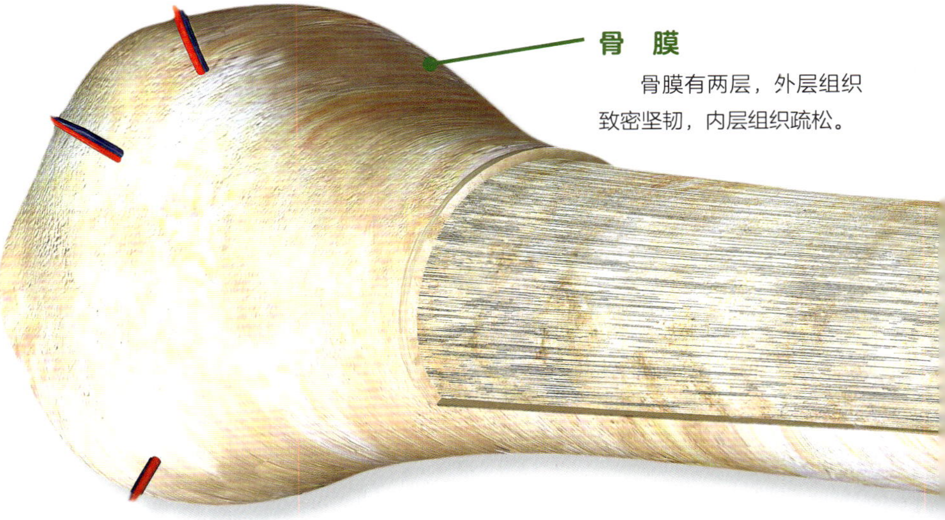
骨 膜
骨膜有两层，外层组织致密坚韧，内层组织疏松。

知识加油站

骨骼不断被建造，又不断被破坏，从而一直拥有活力。多亏成骨细胞和破骨细胞密切配合，骨骼才能时刻处于最佳的状态。

❶ **成骨细胞**：这些细胞分布在骨组织表面，会分泌一种特殊的物质，这种物质经钙化后可以形成骨质。

❷ **破骨细胞**：它们喜欢搞破坏，会“吃”掉多余的骨质。和成骨细胞不一样，破骨细胞要大得多，而且拥有多个细胞核。

❸ **骨质**：骨质里蕴含着丰富的营养物质。

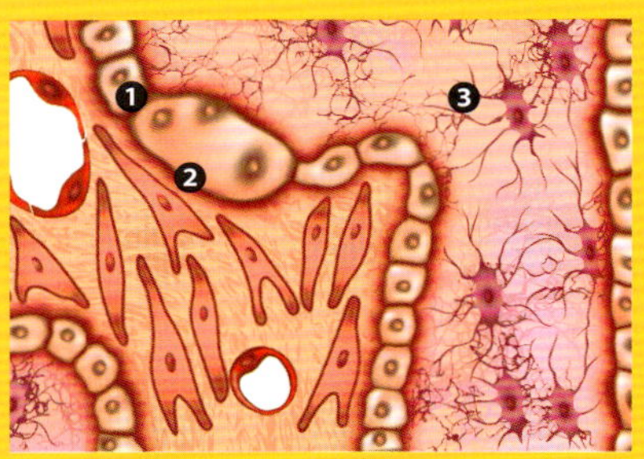
❶
❷
❸

骨骼的发育

当你还是胎儿的时候，你的骨骼就开始生长发育了。等你出生后，骨骼继续发育，一直到你20岁左右才算成形。骨骼的“前身”富有弹性，叫作软骨。发育为坚硬的骨骼时，神经、血管一齐“涌”入骨内，成为彼此交织的小管道。由破骨细胞溶解形成的骨髓腔，在你幼年时期是生产血细胞的重要场所，等你成年后，骨髓腔几乎被脂肪组织完全侵占，造血功能从此被“雪藏”起来。

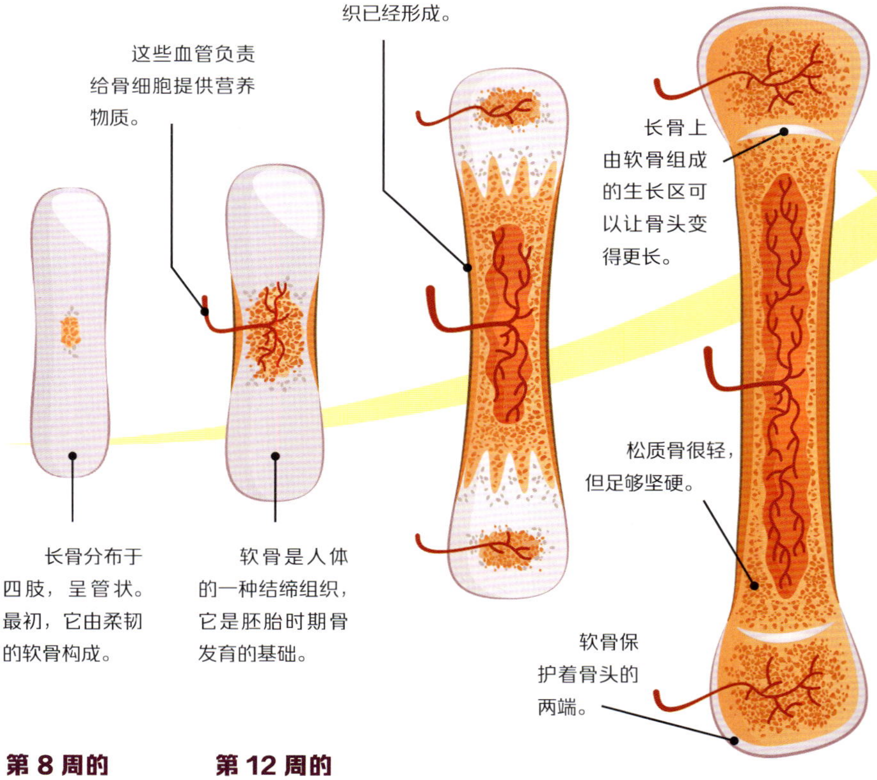
坚硬而密实的骨组织已经形成。
这些血管负责给骨细胞提供营养物质。
长骨上由软骨组成的生长区可以让骨头变得更长。
松质骨很轻，但足够坚硬。
软骨保护着骨头的两端。
长骨分布于四肢，呈管状。最初，它由柔韧的软骨构成。
软骨是人体的一种结缔组织，它是胚胎时期骨发育的基础。
第 8 周的胚胎软骨
第 12 周的胚胎软骨
儿童期的骨骼
青春期的骨骼

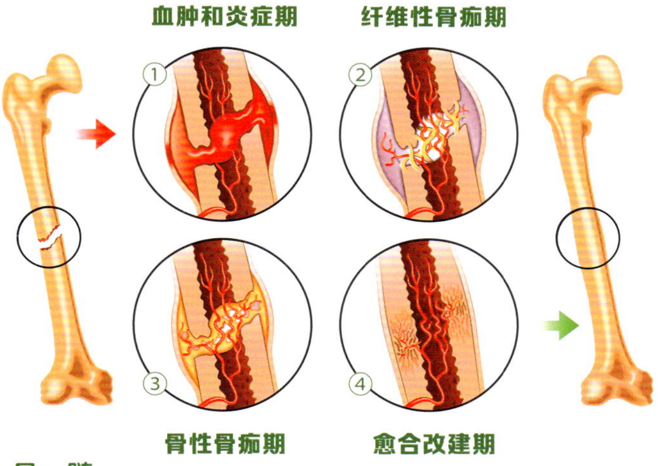

骨骼的自我修复

骨骼比大理石和钢铁都要坚硬，却轻得多，可并非坚不可摧。如果重重摔倒或遭遇撞击，骨骼会发生断裂，造成骨折。好在，只要供给营养的骨膜保持完整，骨折造成的损伤可以自行修复。如果骨断裂造成错位，就要先进行复位并打上石膏，让它固定，再慢慢等它恢复原状。

① 1 ~ 3 天，局部血肿形成，炎症会引发强烈的肿痛。
② 2 ~ 3 周，血肿消退，结缔组织代替血肿形成纤维性骨痂。
③ 1 ~ 3 个月，纤维性骨痂钙化成骨，形成骨性骨痂。
④ 4 ~ 12 个月，骨的愈合和改建过程逐渐结束。

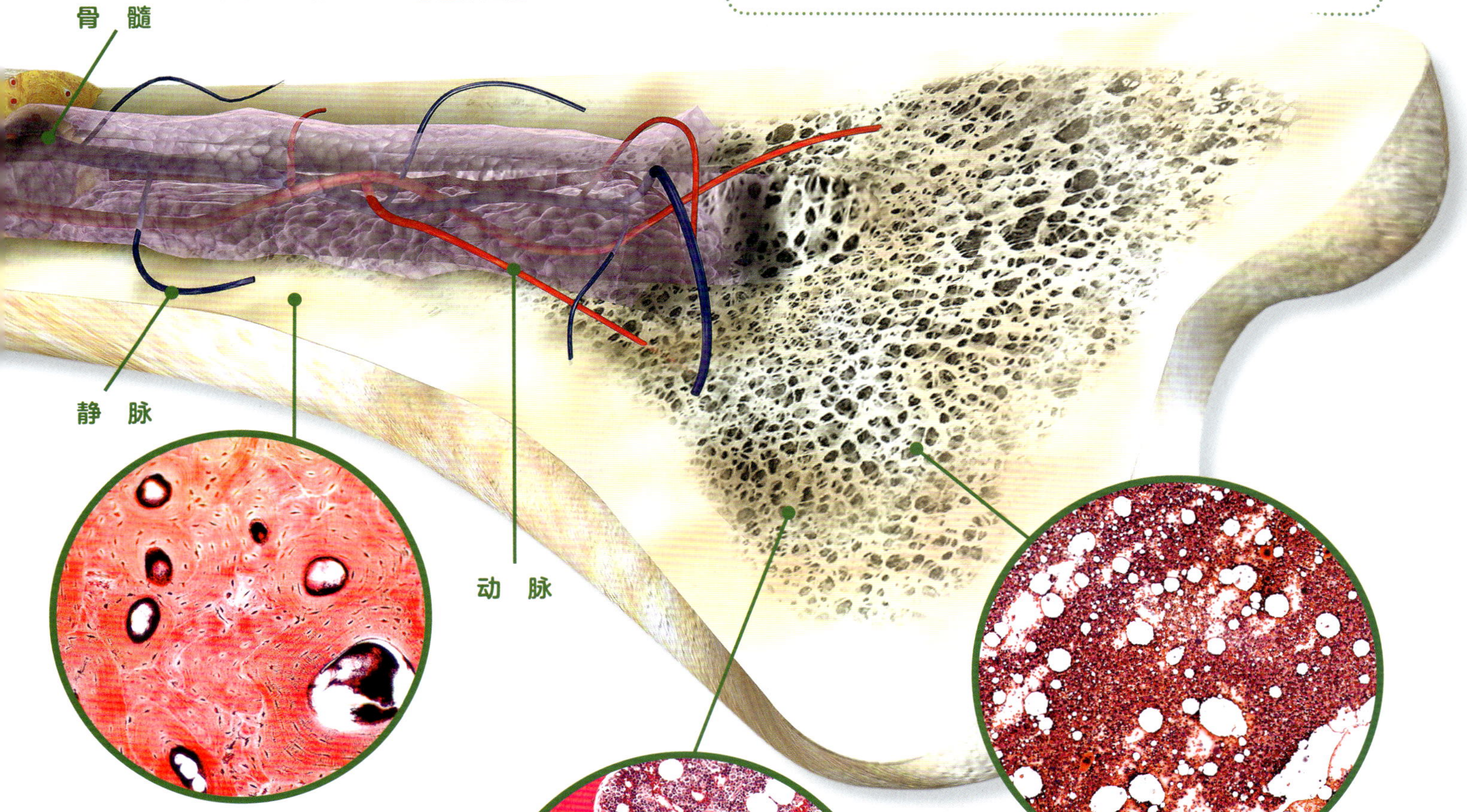

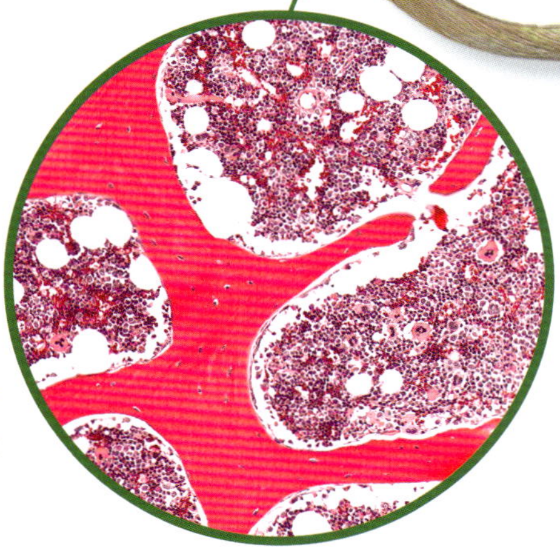

密质骨

密质骨像石头一样，外层由坚硬的骨组织构成，排列成环形，中心还贯穿着血管。

松质骨

松质骨形似海绵，却并不柔软。其中许许多多的骨小梁交叉排列，为骨骼提供强大的支撑力。这种天然的“设计”十分巧妙，被许多人造的结构（如建筑）所模仿。

红骨髓

红骨髓十分柔软，填满了松质骨的腔隙。胎儿和婴幼儿的骨髓几乎都是红骨髓，具有造血功能。等你慢慢长大，长骨里的红骨髓大多“跑”到骨的两端，而骨干被没有造血功能的黄骨髓填满。

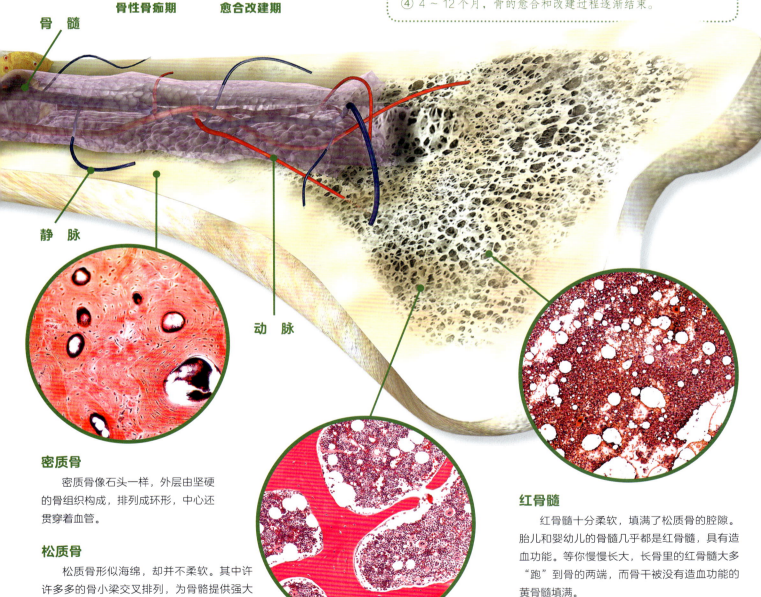

灵活的关节

23 块骨头拼成颅骨，11 块骨头拼成骨盆，可如果其他地方的骨头也像这样“无缝拼接”，你的身体将变得像雕塑一样，太可怕了！

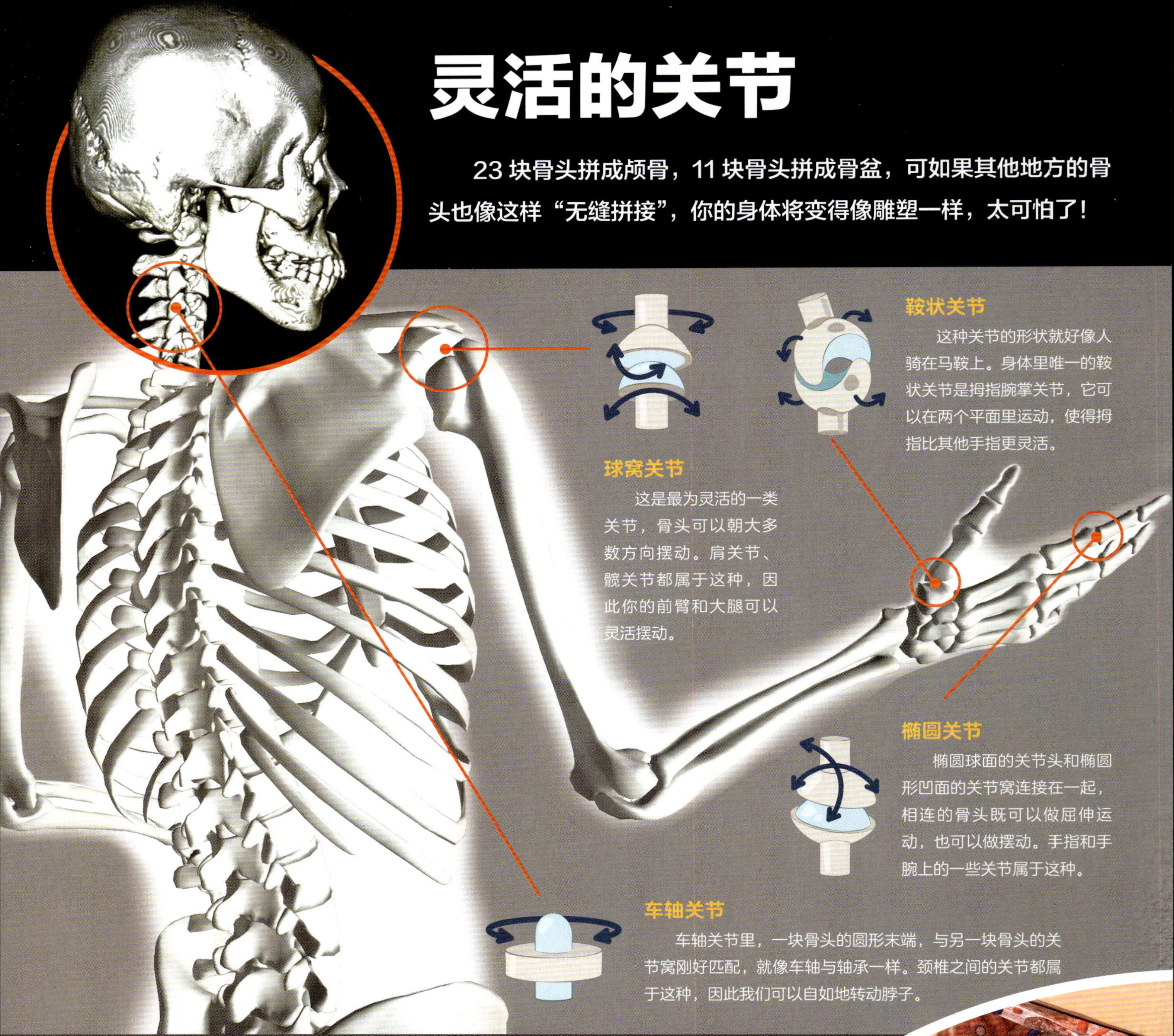

鞍状关节

这种关节的形状就好像人骑在马鞍上。身体里唯一的鞍状关节是拇指腕掌关节，它可以在两个平面里运动，使得拇指比其他手指更灵活。

球窝关节

这是最为灵活的一类关节，骨头可以朝大多数方向摆动。肩关节、髋关节都属于这种，因此你的前臂和大腿可以灵活摆动。

椭圆关节

椭圆球面的关节头和椭圆形凹面的关节窝连接在一起，相连的骨头既可以做屈伸运动，也可以做摆动。手指和手腕上的一些关节属于这种。

车轴关节

车轴关节里，一块骨头的圆形末端，与另一块骨头的关节窝刚好匹配，就像车轴与轴承一样。颈椎之间的关节都属于这种，因此我们可以自如地转动脖子。

骨头保护垫

如果让两个拳头相撞，你会觉得很疼。想象一下，身体里大大小小的骨头毫无防备地你碰我，我撞你，那身体大概很快就会散架。好在，关节“说服”了柔软、有弹性的软骨，让它们包裹住骨头的两端。这样，骨头之间的撞击力得到了有效缓冲。关节囊把相邻的两块骨头牢固地拴在一起，还让滑膜（关节囊内表面）分泌足够多的滑液。滑液就像汽车发动机里的机油，滋润着软骨，于是软骨之间的滑动变得十分顺畅。

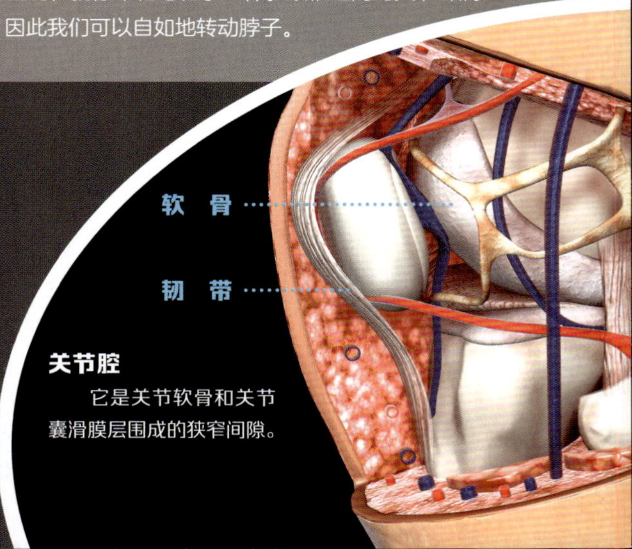

关节腔

它是关节软骨和关节囊滑膜层围成的狭窄间隙。

关节生病了

关节具有生命力。如果超负荷运转，或是遭遇意外伤害，关节也会受伤，甚至发生变形。

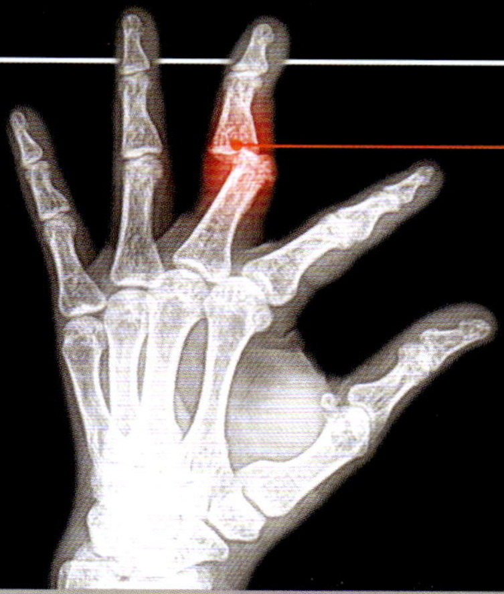

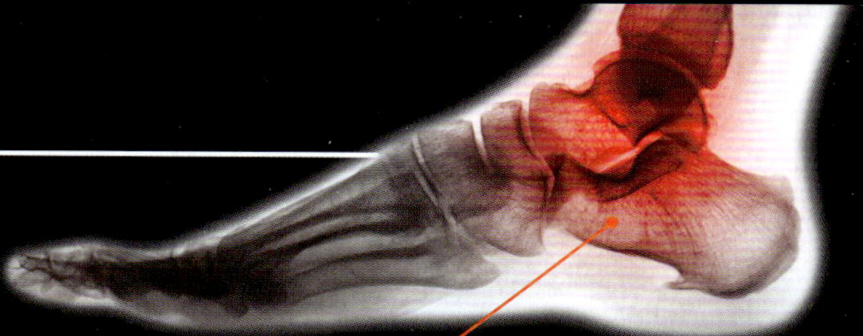

关节脱位

平时关节非常牢固，但偶尔也会变得脆弱。如果遇到了巨大的外力，关节所连接的两块骨头就可能发生脱位（俗称脱臼）。一旦发生脱位，我们会感觉非常疼，受伤的部位很难正常活动，需要赶紧去看医生。

关节炎

关节发炎时，病变的关节会变得红肿、灼热，让我们感觉疼痛难忍。如果长期不治疗，关节有可能变得畸形。老年人更容易患关节炎，这可能源于免疫异常或细菌感染等。

柔韧的身体

舞蹈家的身体轻盈而灵活，这并不是因为他们的关节比别人多，而是因为他们的关节柔韧性非常好。为了维持这种柔韧性，他们必须勤加练习。

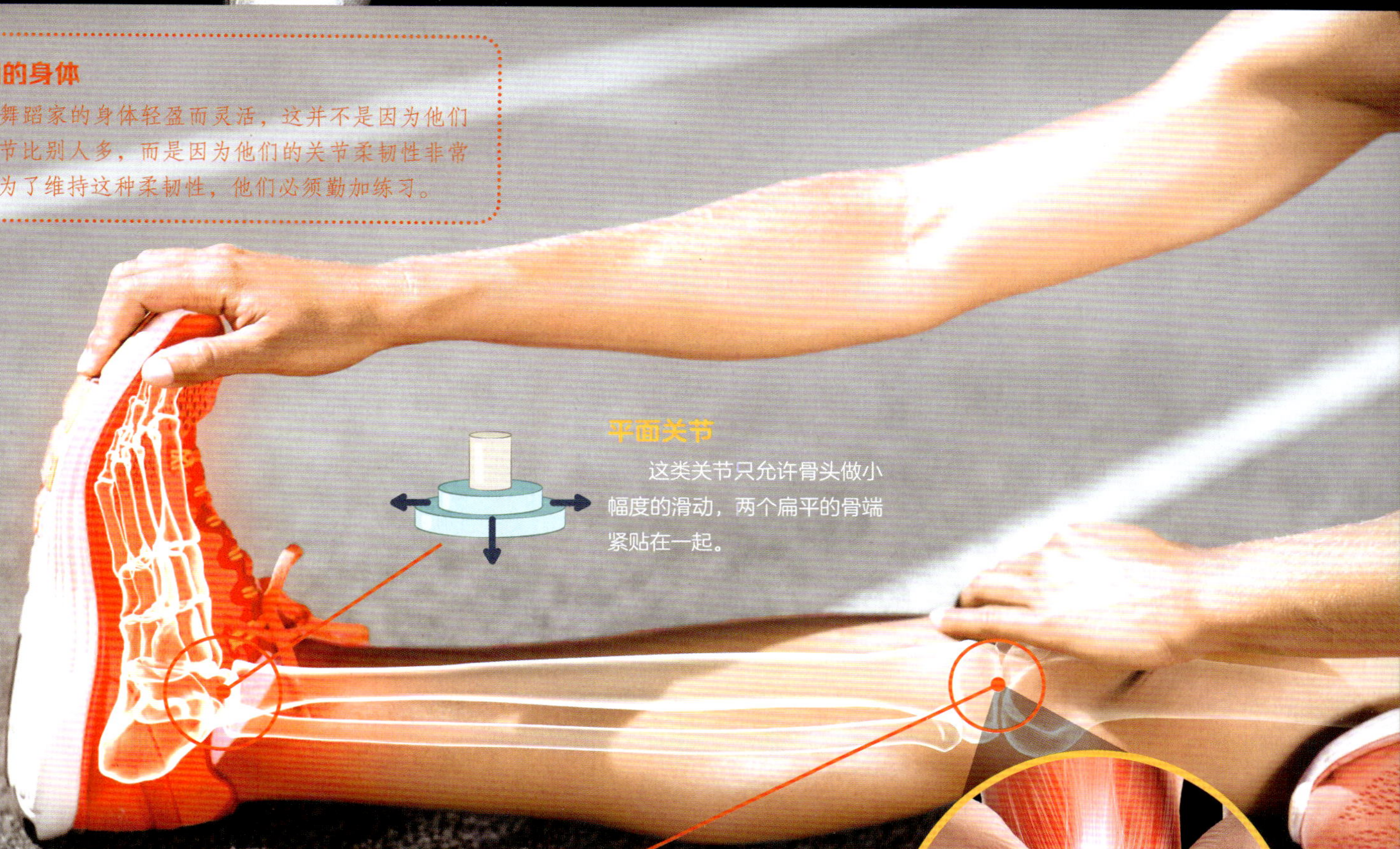

平面关节

这类关节只允许骨头做小幅度的滑动，两个扁平的骨端紧贴在一起。

屈戌关节

木箱上的锁扣只能在一个平面内转动，屈戌关节也是这样，它连接的一节骨头只在一个平面内转动。

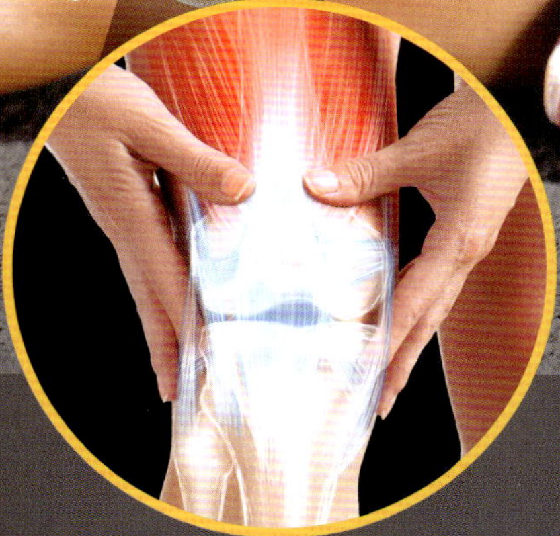

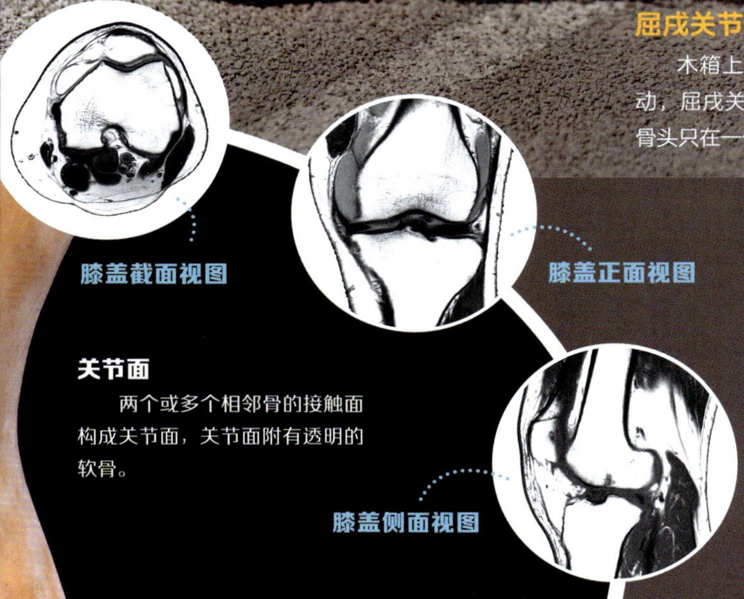

膝盖截面视图

膝盖正面视图

膝盖侧面视图

关节面

两个或多个相邻骨的接触面构成关节面，关节面附有透明的软骨。

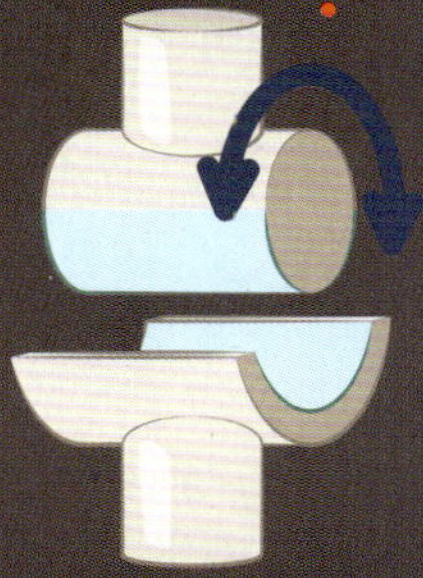

最复杂的关节

在人体的所有关节里，膝关节最大最复杂。它连着股骨、胫骨和髌骨。膝关节的关节囊又薄又松弛，韧带却十分发达，把关节绑得非常牢。膝关节秉持稳固第一的原则，所以不太讲究运动的灵活性。

肌肉请就位

心脏无时无刻不在“咚咚”跳动，肠胃每天都在不知疲倦地蠕动，嘴巴咀嚼，前臂弯曲，双腿跳跃，这些活动都离不开身体里的肌组织。

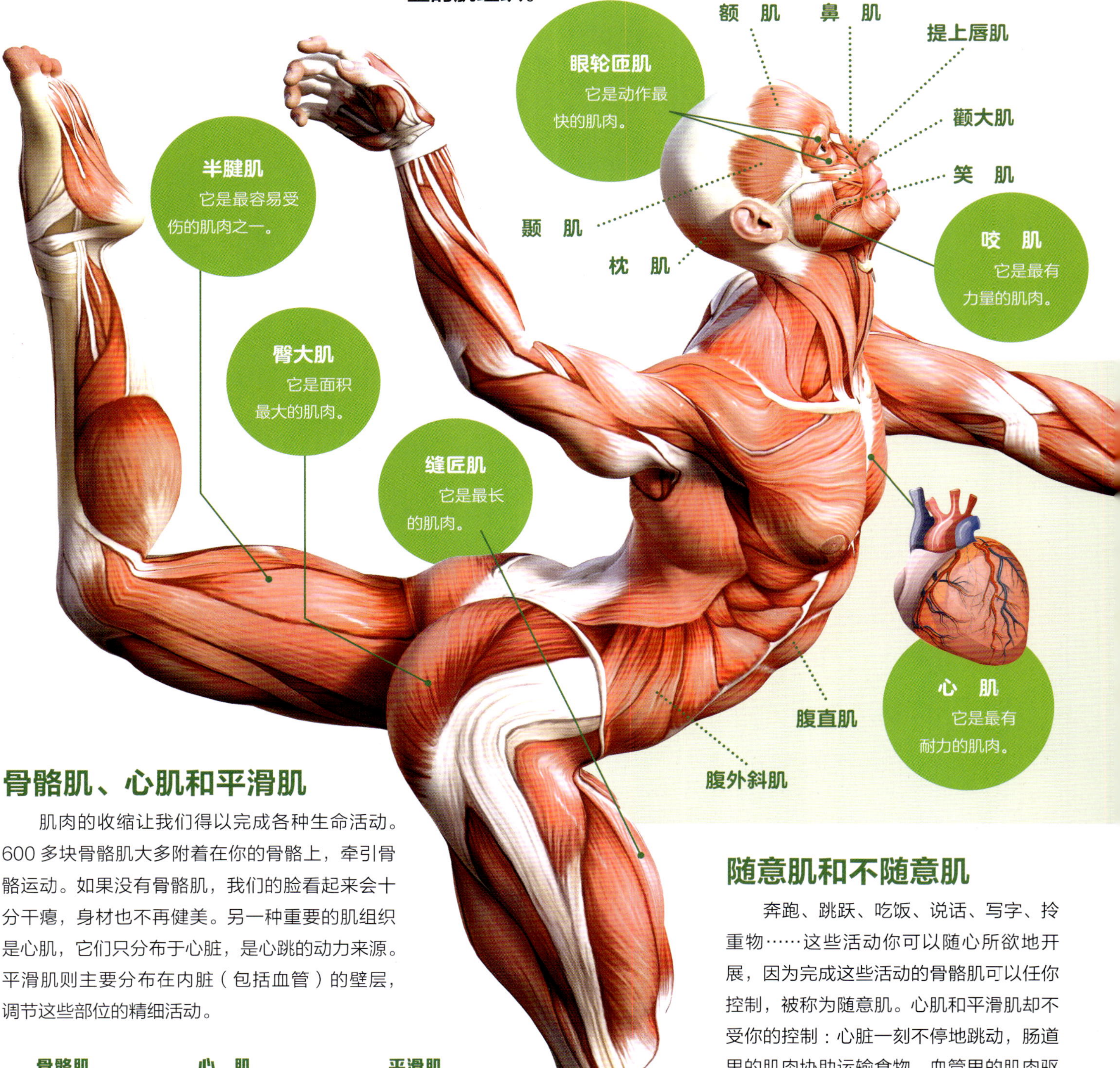
额　肌
鼻　肌
提上唇肌
眼轮匝肌
它是动作最快的肌肉。
颧大肌
笑　肌
颞　肌
枕　肌
咬　肌
它是最有力量的肌肉。
半腱肌
它是最容易受伤的肌肉之一。
臀大肌
它是面积最大的肌肉。
缝匠肌
它是最长的肌肉。
心　肌
它是最有耐力的肌肉。
腹直肌
腹外斜肌

骨骼肌、心肌和平滑肌

肌肉的收缩让我们得以完成各种生命活动。600 多块骨骼肌大多附着在你的骨骼上，牵引骨骼运动。如果没有骨骼肌，我们的脸看起来会十分干瘪，身材也不再健美。另一种重要的肌组织是心肌，它们只分布于心脏，是心跳的动力来源。平滑肌则主要分布在内脏（包括血管）的壁层，调节这些部位的精细活动。

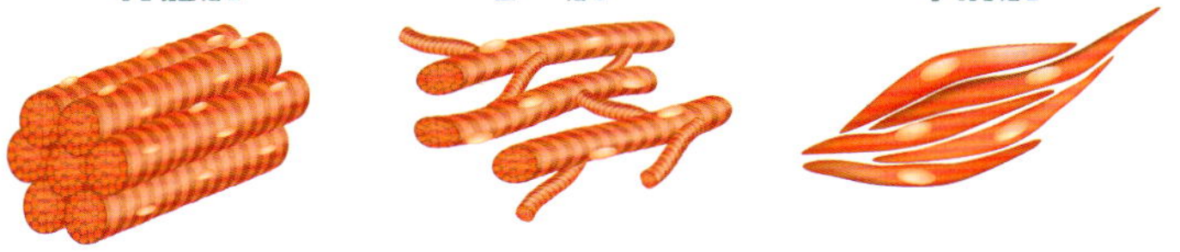
骨骼肌
心　肌
平滑肌

随意肌和不随意肌

奔跑、跳跃、吃饭、说话、写字、拎重物……这些活动你可以随心所欲地开展，因为完成这些活动的骨骼肌可以任你控制，被称为随意肌。心肌和平滑肌却不受你的控制：心脏一刻不停地跳动，肠道里的肌肉协助运输食物，血管里的肌肉驱使血液流动……你什么都不用做，这些活动就会自然而然地有序进行，所以心肌和平滑肌又被称为不随意肌。

肌肉是如何工作的?

骨骼肌由成束的肌纤维（即长条形的肌细胞）组成，每根肌纤维中又有多根细长的肌原纤维。肌原纤维中充满了肌动蛋白和肌球蛋白，它们形成了无数根粗细不一的肌丝。当肌细胞收到来自神经系统的指令后，肌丝互相拉近，所有的肌原纤维立刻缩短，整条肌肉便缩紧在一起，形成强大的拉力。

肌丝滑动时要消耗不少能量，所以，肌肉必须源源不断地补充养分。肌肉最喜欢的“食物”是葡萄糖，葡萄糖产热很快。它们还钟爱蛋白质，因为优质的蛋白质可以让它们变得更为强壮。

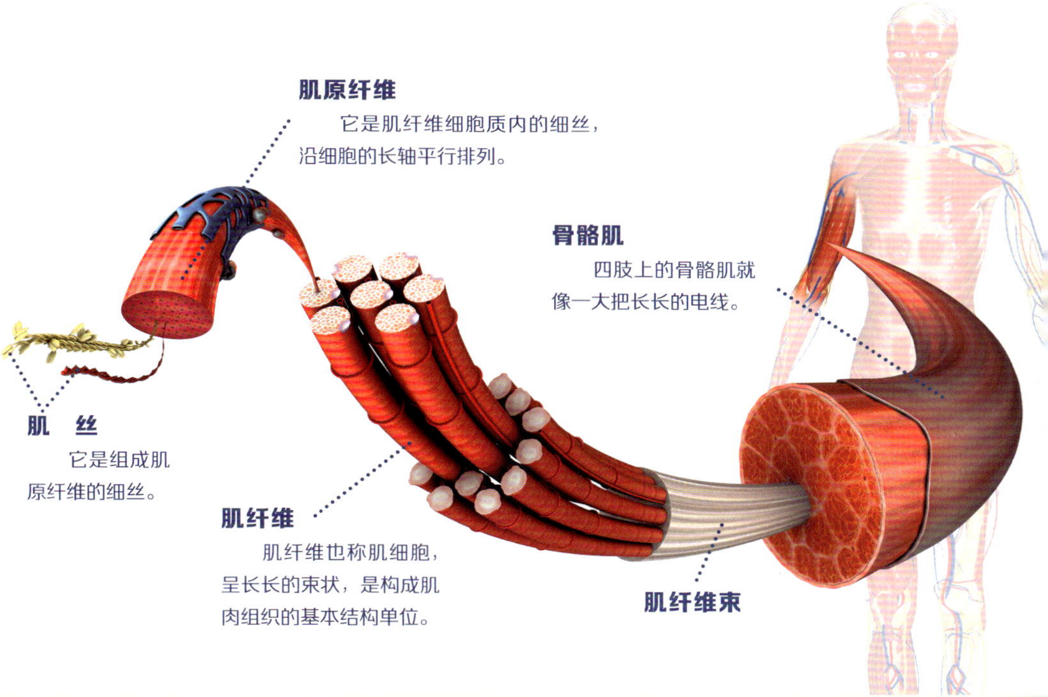

肌原纤维
它是肌纤维细胞质内的细丝，沿细胞的长轴平行排列。
骨骼肌
四肢上的骨骼肌就像一大把长长的电线。
肌　丝
它是组成肌原纤维的细丝。
肌纤维
肌纤维也称肌细胞，呈长长的束状，是构成肌肉组织的基本结构单位。
肌纤维束

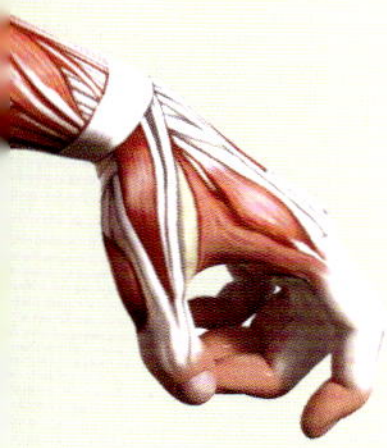

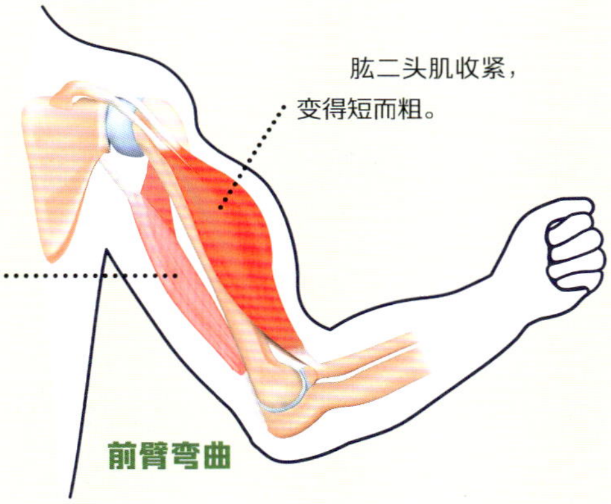

肱二头肌收紧，变得短而粗。
肱三头肌松弛，恢复到原来的长度。
前臂弯曲

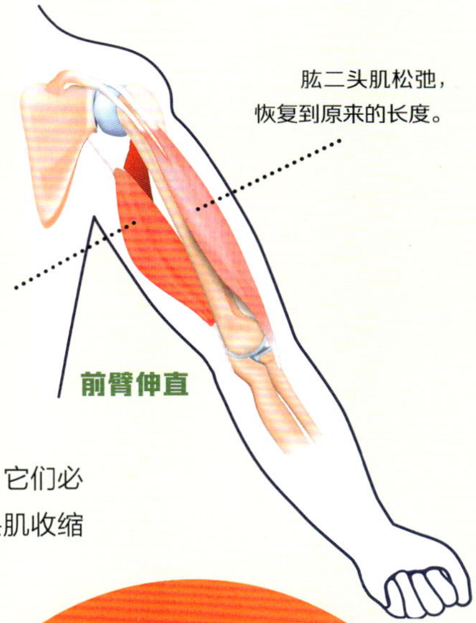

肱二头肌松弛，恢复到原来的长度。
肱三头肌收缩，变得短而粗。
前臂伸直

密切配合的肌肉

单独一块肌肉很难完成大脑交付给它的任务。因为骨骼肌只能收缩牵拉骨，不能推开骨，它们必须成对或成群地出现，才能把活儿干好。比如你的前臂上，肱二头肌收缩使前臂弯曲，肱三头肌收缩使前臂伸直，它们俩的作用正好相反。在它们的密切配合下，你就能对前臂控制自如啦！

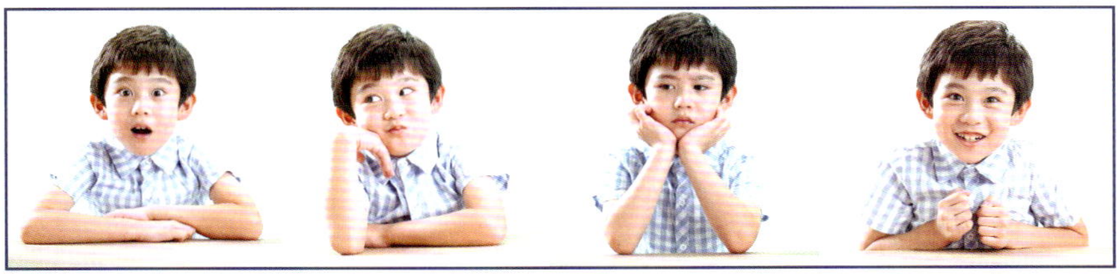

谁在操控面部表情?

除了牵引四肢的骨骼运动，骨骼肌还控制着面部、腹部、舌等部位的活动。比如，你开心的时候会笑，“笑”其实是一个复杂的面部活动，有几十块肌肉在协同作用呢！除了笑，你的面部还可以做出各种千奇百怪的表情。看着镜子里的自己，试着让自己看起来惊恐、生气或伤心……

7 000种

在面部肌肉的精巧操控下，我们大约能表现7 000种不同的表情，其中一些表情持续的时间连1秒都不到。

奔跑的信号

你玩过垂直过山车吗？在起始路段，过山车缓慢地向上攀爬，你一点也不害怕。等爬到顶端，过山车会停顿几秒钟，你的心突然提到了嗓子眼儿。还没等你闭上眼睛，过山车已经飞速俯冲下去，你感觉身体变得轻盈，双手不由自主地抓紧扶手，还跟着大家一起尖叫，甚至有些头晕目眩。是什么让你感到紧张并做出反应？

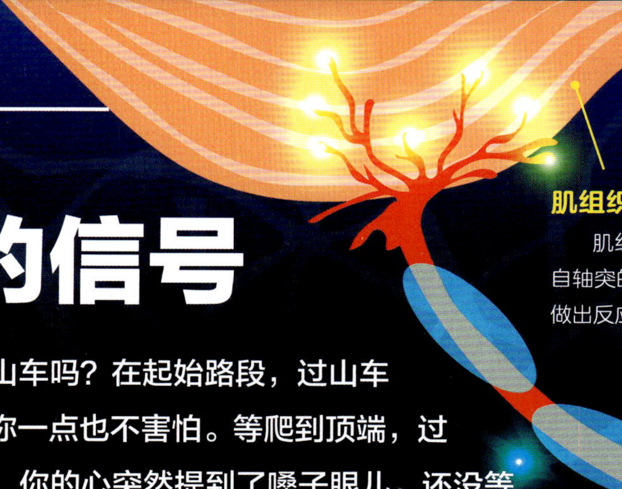

肌组织

肌组织接收来自轴突的信号，并做出反应。

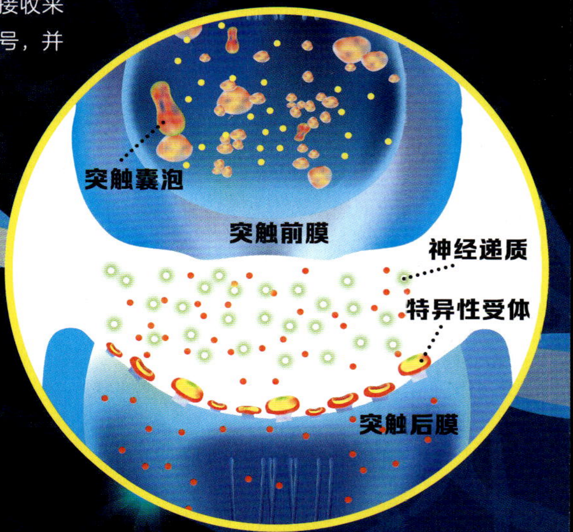
突触囊泡
突触前膜
神经递质
特异性受体
突触后膜

“电线”里奔跑的信号

人的身体活动和心理反应，是由神经系统控制和调节的。在轨道顶端，你看到自己离地面非常高，眼睛迅速把光信号转换为电信号，并通过纤细的“电线”（即神经纤维）传递给脑。经过脑的分析判断，你意识到身体马上就要随过山车一起冲下去，这将十分危险！于是脑赶紧发出指令：双手要紧紧地抓住扶手，双脚要蹬得直直的，眼睛最好闭上，这样就看不见让人眩晕的地面了。

电信号的“接力”

神经元（又叫神经细胞）之间借助突触彼此连接，突触间存在微小的间隙。当电信号到达神经元的末端时，储存在突触囊泡中的化学物质（神经递质）从突触前膜释放出来，通过突触间隙到达突触后膜，与那里的特异性受体结合，激发下一个神经元兴奋，产生新的电信号。

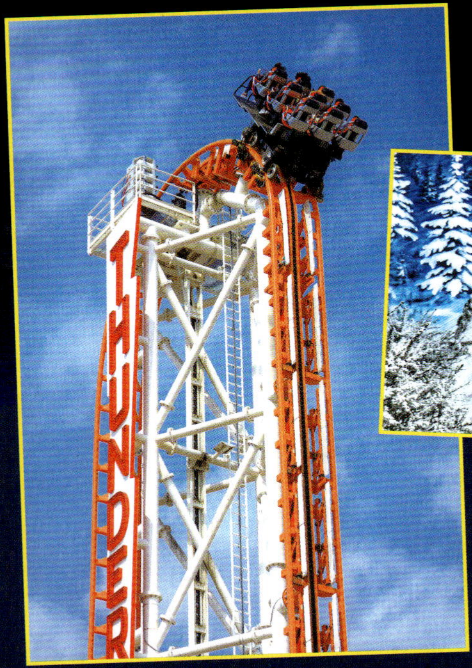
THUNDER

在离开站台后，垂直过山车会缓慢爬到轨道最高点，紧接着，沿着几近垂直的轨道俯冲下来。

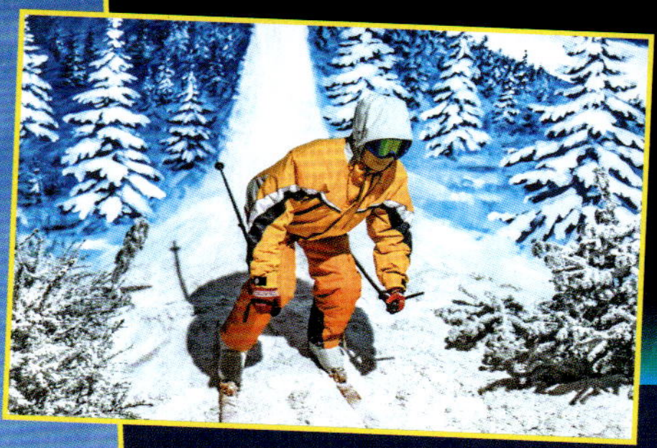

体验任何失重项目，你都能感受到紧张与刺激。

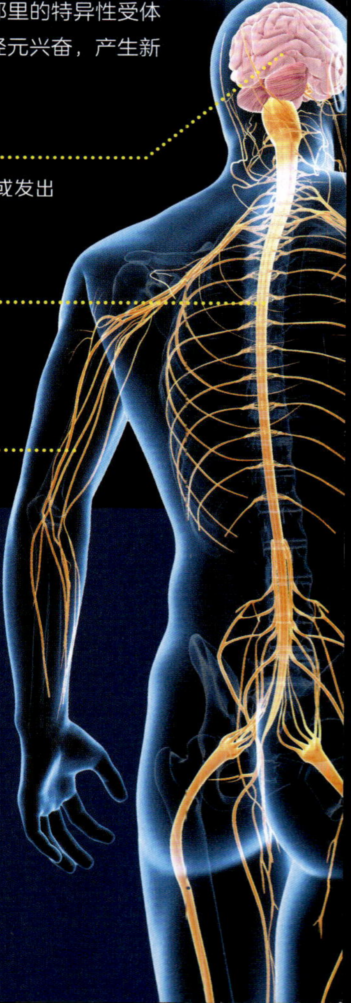

脑

经由脊髓，脑接收或发出信号。

脊　髓

脊髓从脑干发出，一直延伸到腰椎。

周围神经系统

各司其职

你的神经系统里，驻扎着两支分工明确的队伍：一支队伍里有脑和脊髓，它们负责储存和分析各种信号，是人体的指挥中心，所以又叫中枢神经系统。另一支队伍是分布在躯干和四肢等部位的神经纤维，它们负责将皮肤、内脏等接收的感觉信号传递给脊髓和脑，或者把脑和脊髓的指令向身体各个部位发出，叫作周围神经系统。

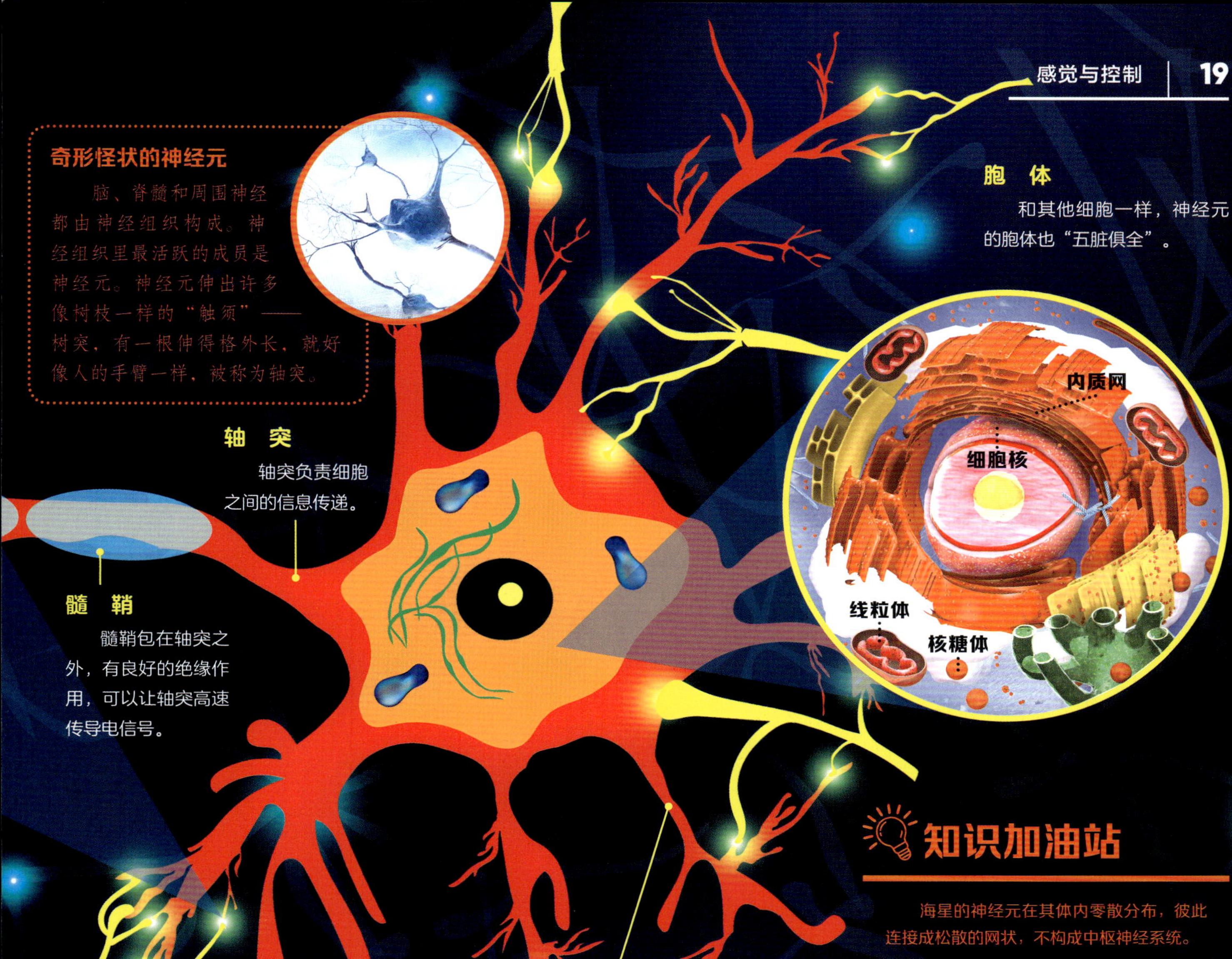

奇形怪状的神经元

脑、脊髓和周围神经都由神经组织构成。神经组织里最活跃的成员是神经元。神经元伸出许多像树枝一样的“触须”——树突，有一根伸得格外长，就好像人的手臂一样，被称为轴突。

胞　体

和其他细胞一样，神经元的胞体也“五脏俱全”。

轴　突

轴突负责细胞之间的信息传递。

髓　鞘

髓鞘包在轴突之外，有良好的绝缘作用，可以让轴突高速传导电信号。

树　突

树突就像神经元的天线一样，负责从四面八方接收信息。

知识加油站

海星的神经元在其体内零散分布，彼此连接成松散的网状，不构成中枢神经系统。

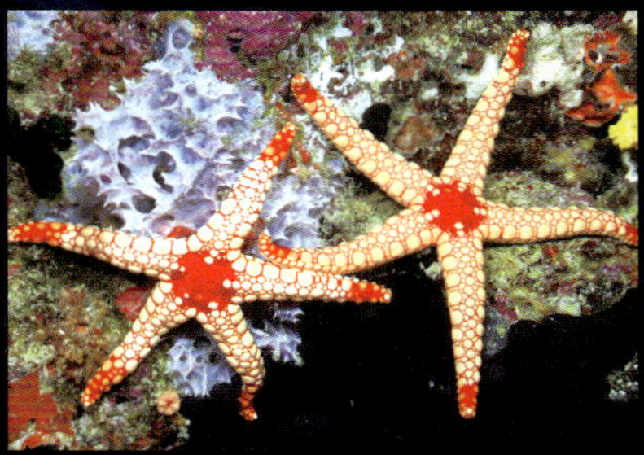

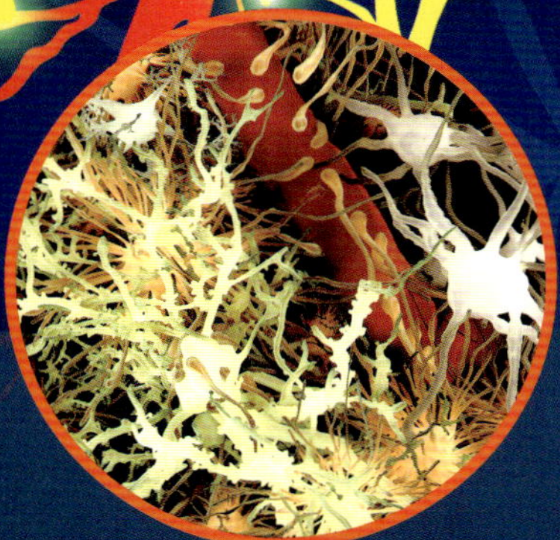

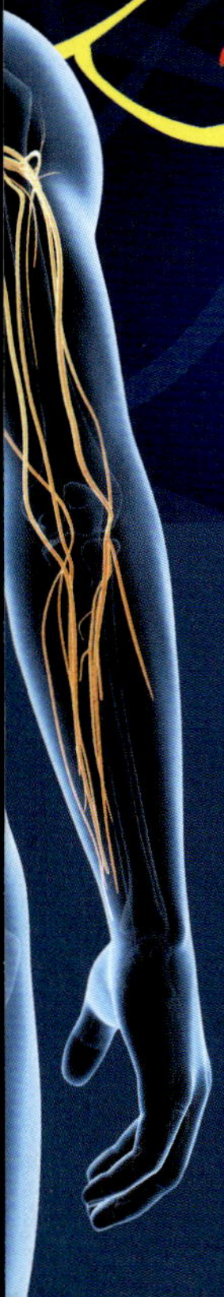

神经元不孤单！

大量星形胶质细胞分布在神经元周围，负责为神经元提供营养和支持。还有一些可以游走、变形的小胶质细胞，它们是神经组织中的卫士，可以抵御和消灭外来入侵者，或清除衰老、死亡的其他细胞。

比高铁还快！

人体内神经信号的传播速度大约是 435 千米 / 时，比目前大多数高铁的速度还快。

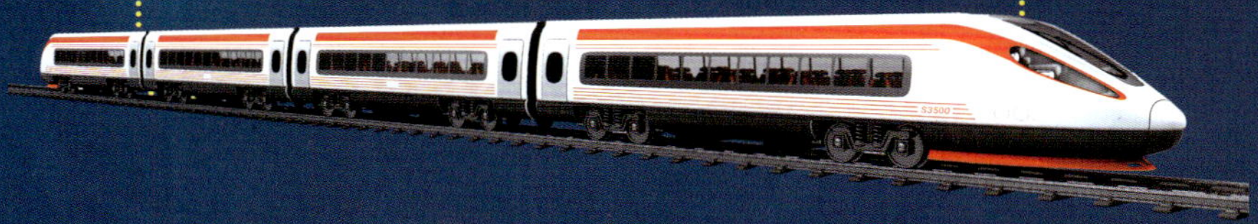

聪明的脑

脑安静地躺在我们坚硬的颅骨里，整天一动也不动，却消耗人体所需能量的五分之一，它到底在忙些什么呢？原来，它忙着加工和存储信息，以及发号施令。不论我们睡着还是醒着，脑中数以十亿计的细胞都在毫不懈怠地工作。

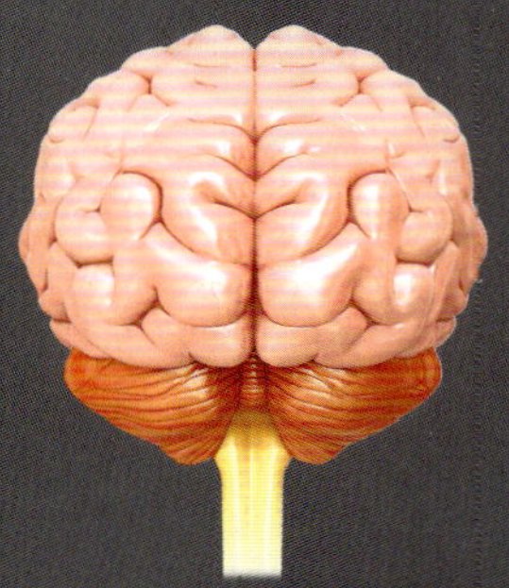

左右对称

脑包含大脑、间脑、小脑和脑干4个部分，它们左右基本对称。

20% 的消耗

成人的脑大约只占体重的2%，但它却消耗了全身所需的20%的氧气和食物能量。

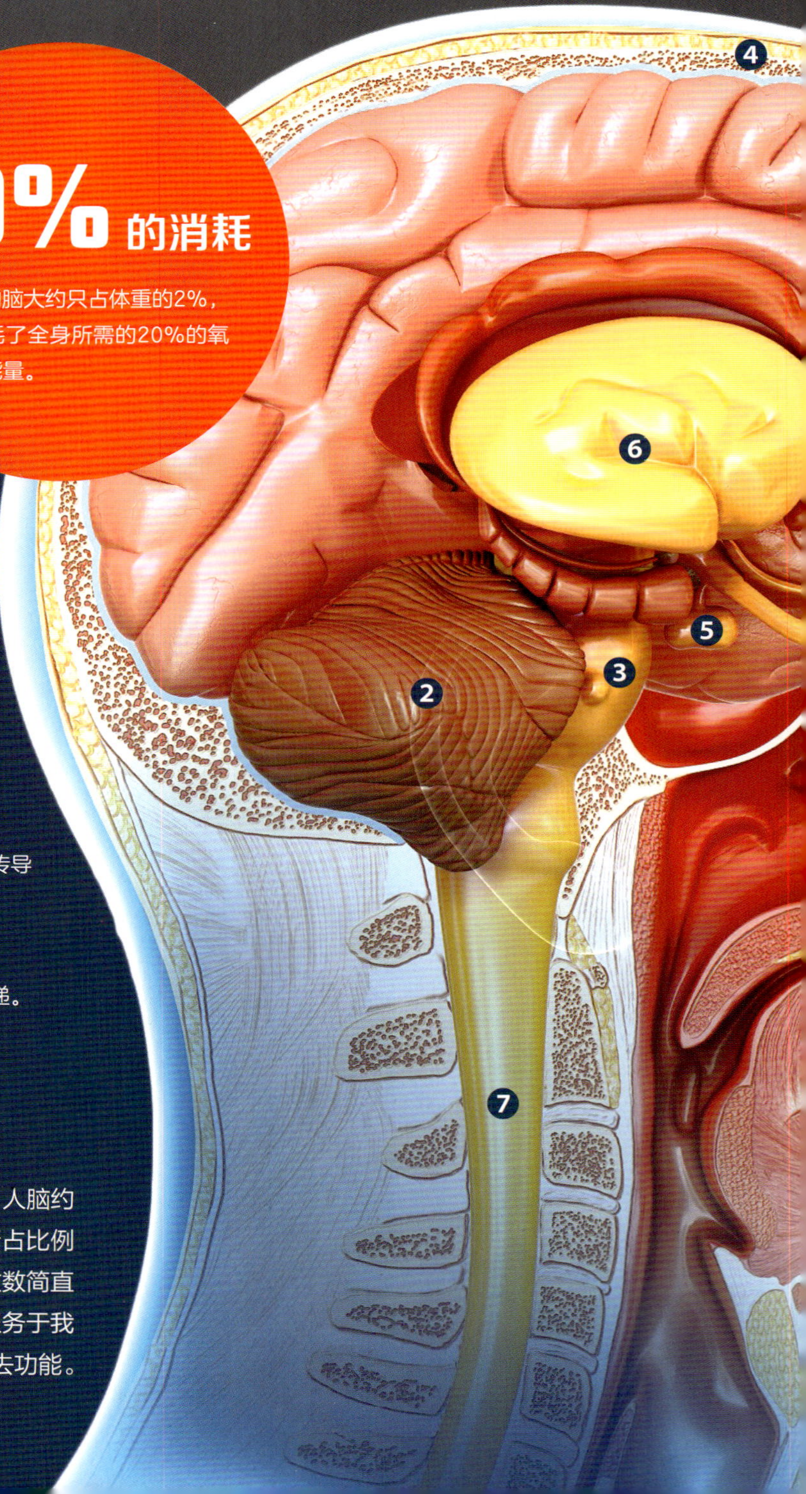

❶大　脑

大脑分为左右两半，我们之所以可以学习、记忆、思考和表达，都归功于大脑。

❷小　脑

小脑位于大脑的后下方，沟回结构更细密。小脑协助加工运动信号，让我们的动作准确而协调。

❸脑　干

脑干把大脑和小脑连接起来，向下与脊髓连通。脑干虽然小巧，却是心跳、呼吸的调节中枢。

❹头盖骨

坚硬的头盖骨可以保护脆弱的脑。

❺垂　体

垂体的主要功能是调节激素分泌。

❻丘　脑

丘脑位于间脑内，是人体最重要的感觉传导中继站。绝大多数感觉传导通路都会率先抵达丘脑，再到大脑皮质。

❼脊　髓

脊髓就像一条信息高速公路，它负责脑和身体各部位之间的信息传递。

人脑有多聪明？

人脑其实不算大，大象、蓝鲸的脑要比人脑大得多。但是，人脑约占我们身体重量的2%，大象的脑只占身体重量的0.2%，其所占比例比人类的小得多。所以，大象远没有人类聪明，它们对认字、数数简直一窍不通。不过，我们不能因此沾沾自喜：尽管脑尽心竭力地服务于我们，可如果我们对其中某个部分不管不顾，它就会慢慢退化，失去功能。

皱巴巴的大脑皮质

大脑像一个超大号的核桃，表面满是褶皱。如果把它铺平，它会有一个枕套那么大。这团皱巴巴的东西本事可不小，它让你可以看到东西、听到声音、感到疼痛、进行思考，人们把它称作大脑皮质。科学家发现，越是“聪明”的动物，大脑皮质占整个脑的比例就越大，人脑的这个比例高达 80%！ 在这层皮质上，每个部分擅长的工种都有差别，它们被分为额叶、顶叶、颞叶、枕叶等部分。

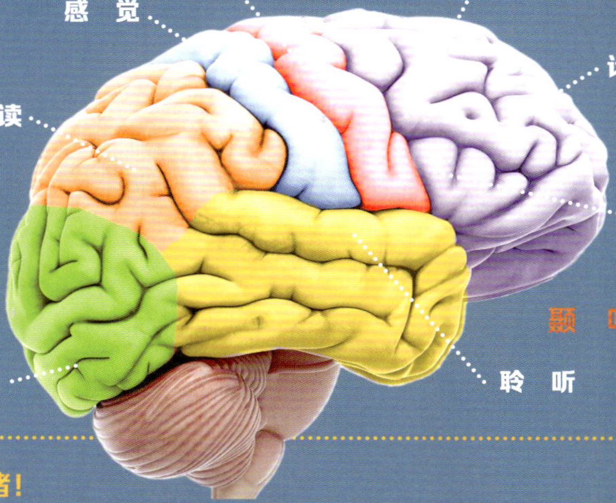

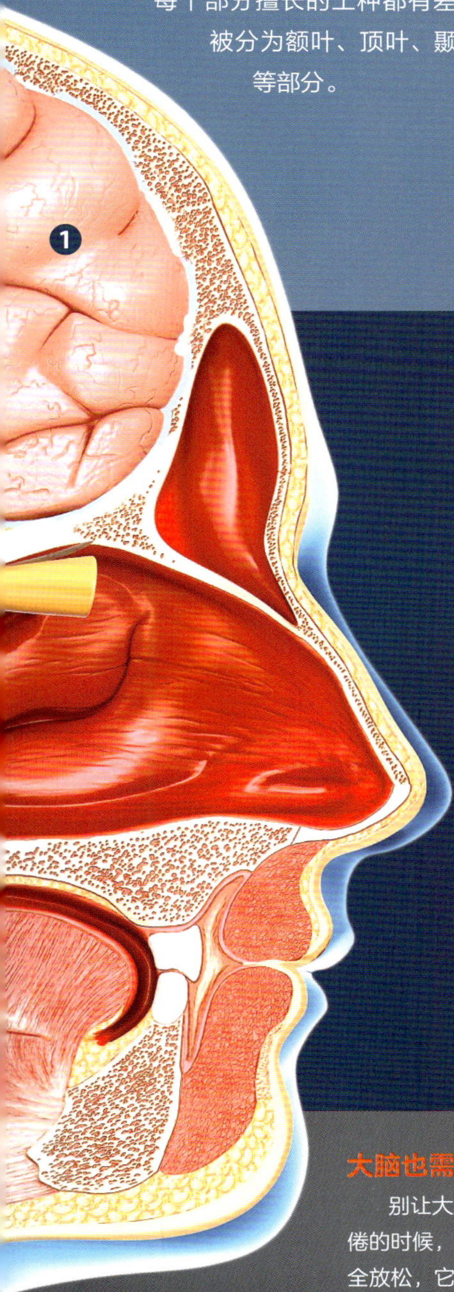

复杂的情绪！

高兴、悲伤、愤怒……这些都是与生俱来的情绪。控制情绪的脑结构深埋在大脑后方。目前科学家尚未弄清情绪产生的详细过程，但已经明确的是：其他动物和人的情绪反应十分相似。

每当你发挥丰富的想象力，比如装扮雪人的时候，你的大脑会把旧知识和新想法联系起来。

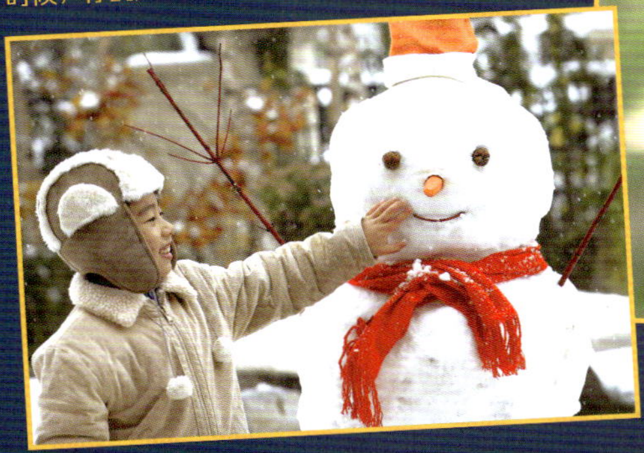

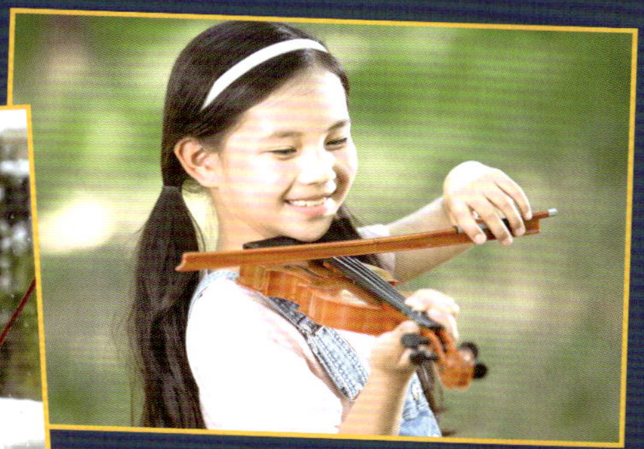

如果你拉小提琴足够久，那么你的手臂会自己移动，拉出正确的曲调，你根本不需要多思考。

记忆图书馆

人脑最了不起的本领莫过于记忆能力。记忆藏在我们的大脑深处，在需要的时候可以随时提取。大脑里的不同区域都存储着记忆：颞叶对动听的声音记忆犹新，顶叶喜欢用感觉经验来制造记忆，额叶则擅长参与人的高级思维。当我们感到恐惧时，杏仁核里的记忆会被唤醒。海马会选择出重要的事情，把它们从短时记忆变成长时记忆。

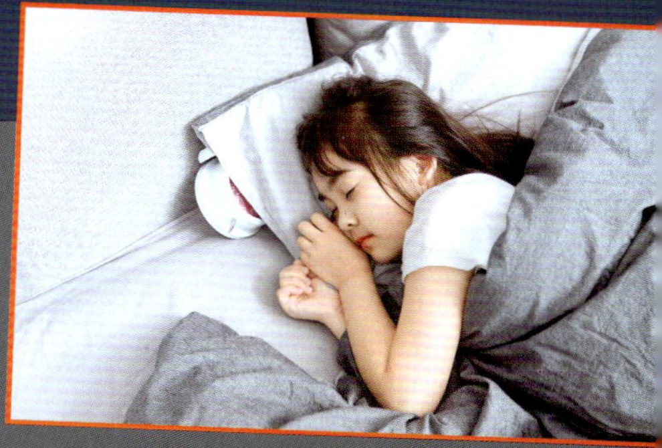

大脑也需要休息

别让大脑持续工作太长时间，不然它很容易过劳损伤！当我们感觉疲倦的时候，就是大脑在提醒我们该休息了。睡着以后，大脑其实并没有完全放松，它会继续整理我们白天接触到的信息，也会给自己补充营养。大脑还喜欢编织梦境，把错综复杂的场景任意叠加在一起。

最佳搭档采访录

脑和脊髓是神经家族里出了名的传奇“人物”，不过，它们俩长得一点也不像，脑又肥又圆，住在高高的头骨里，威风凛凛。脊髓又瘦又长，住在我们的后背，默默无闻。它们俩有什么特别的故事呢？记者特地登门采访。

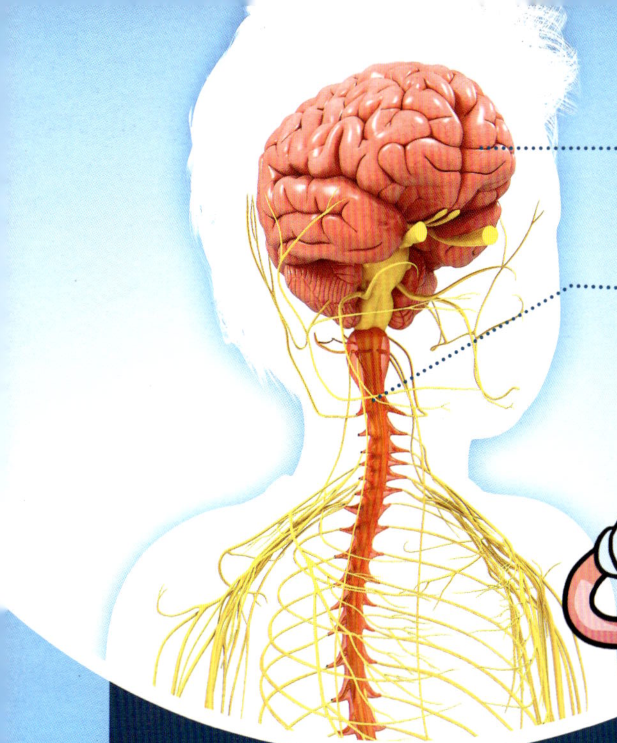
脑
我就是大家公认最聪明的脑。别看我相貌平平，本事可多着呢！
脊髓
除了长得特别长，我也没什么其他特别之处了。但你也许不这么认为！

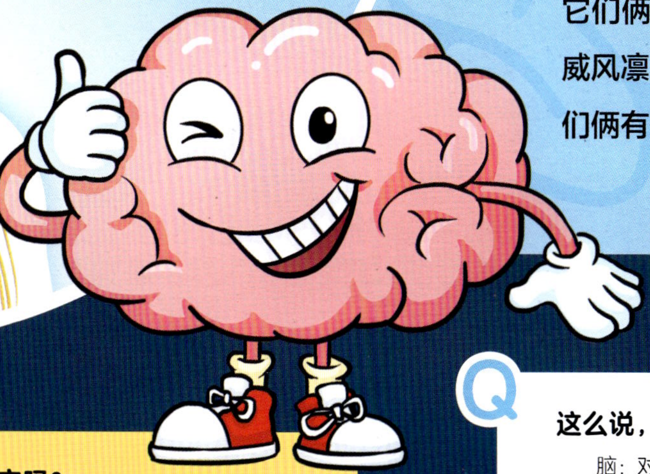

尊敬的脑先生，您这会儿有空吗？

脑：我一刻也不能休息，大伙儿都等着我交代任务呢。不过无妨，我可以同时做很多事情。比如，当小主人看书时，我一边命令他的眼睛快速移动，一边调取他以前的知识记忆，还不忘打开他的情绪开关，让他感觉愉悦与满足。

好厉害，您还会给大伙儿交代什么任务呢？

脑：那不是三言两语就能说完的！你知道的，我身上有数不清的神经元，数量可达数百亿至上千亿个。它们就像计算机芯片上的微小元件，能收集从其他地方传来的各种信息，快速“运算”和“分析”，再把结果传出去。对，我就是这样“思考”的。

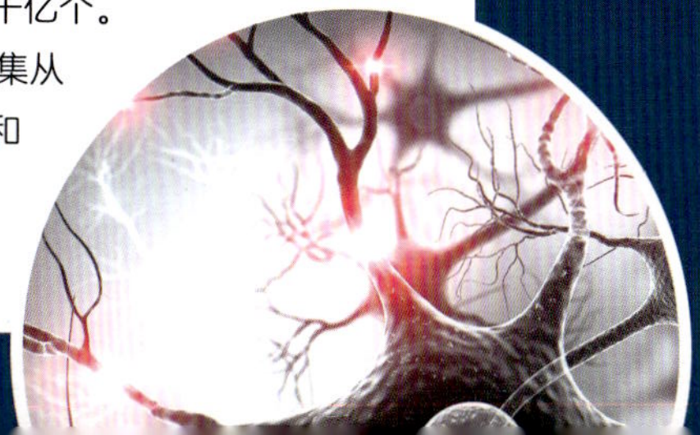
神经元

这么说，脊髓并不会随时听令于您。

脑：对啊，毕竟它也属于中枢神经系统，权力不小。如果什么事情都让我管，那我可太操劳了。很多时候，它都能自己做出判断和决策。你听过“膝跳反射”吗？双脚离地，用一个小锤子敲击其中一条腿的膝盖下方，小腿会立刻弹起。这个“弹起”的命令可不是我发出的，而是脊髓给的。

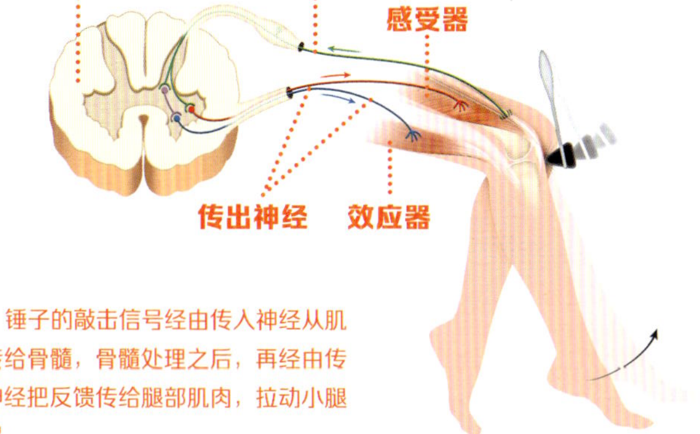
神经中枢
传入神经
感受器
传出神经
效应器

锤子的敲击信号经由传入神经从肌肉传给骨髓，骨髓处理之后，再经由传出神经把反馈传给腿部肌肉，拉动小腿抬起。

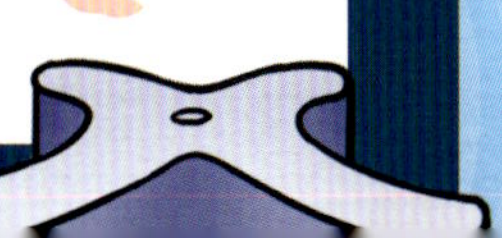

那您是如何把这些信息传出去的呢？

脑：这就要夸一夸我的亲密搭档——脊髓了。脊髓是一大束神经组织，神经纤维的一端和我连在一起，然后一直向下延伸，所以它看起来又瘦又长。别看它这么纤细，里面的神经元根本数不清。这些神经元交织在一起，就好像一条光缆，一直延伸到各处的肌肉和腺体里，于是，从我这儿发出的信息就可以沿着“光缆”传递到身体各个角落。

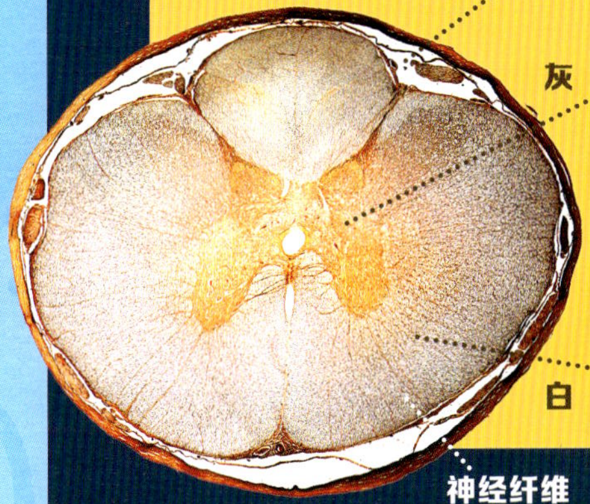

脊　髓
灰　质
白　质
神经纤维

脊髓：脊髓位于椎骨形成的管道中，被脊柱很好地保护起来。每节椎骨间都有神经纤维进出。

灰质：这个形似蝴蝶的部分是灰质，它的颜色较深。灰质的中心有一根细长的管道，脑脊液在其中流淌。

白质：脊髓的外层颜色苍白，所以叫作白质，大量的神经纤维从白质中通过。

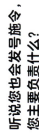

真了不起！对了，您又是如何接收外界信息的呢？

脑：举个例子，如果手指被热锅烫了一下，住在皮肤下的神经元接收到这个信息，会立刻把它变成“数据”，传递到脊髓的神经束里，然后传给我。我马上分析判断，不好，手摸到了很烫的东西！不过，有时脊髓也会“自作主张”，没等它把信息传给我，它就自己告诉手指：“快移开，快移开！”

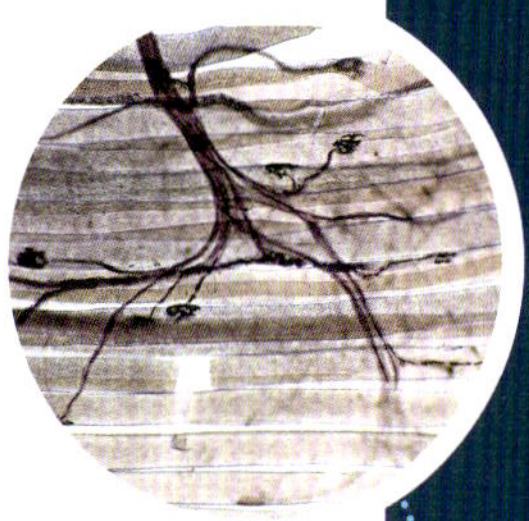

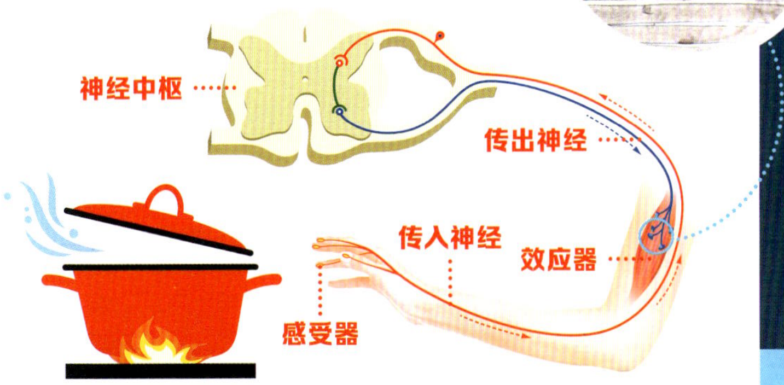

神经中枢
传出神经
传入神经
效应器
感受器

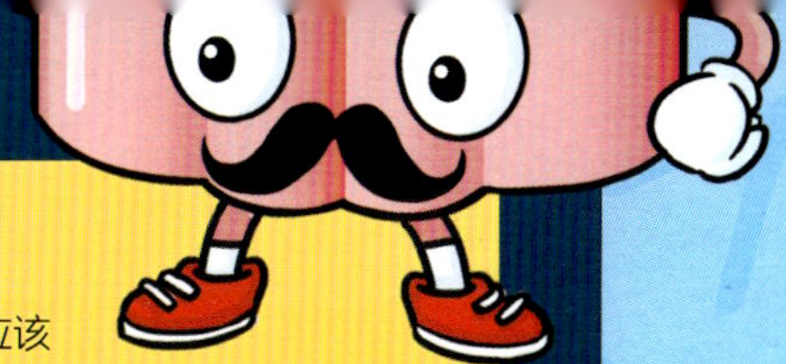

脊髓先生，您好！久仰您的大名！

脊髓：快别客气，脑跟你说了这么多，你应该对我已经有一些了解啦。我呀，大多数时候，负责把信息传递给脑。当然，我也把脑的指令传给脊神经，脊神经再把它传到全身。脊神经都是成对出现的，它们整齐地排在我的左右两侧，随时等待召唤。

听说您也会发号施令，您主要负责什么？

脊髓：我主管的事情很简单，膝跳反射你已经知道了，另外排尿、排便的指令也由我发出。不过，脑还是会在一旁协助我的工作，让各个器官的工作做得更精细。婴儿的大脑皮质还没发育成熟，它很难辅助我，因此婴儿排尿次数很多，也特别容易尿床。

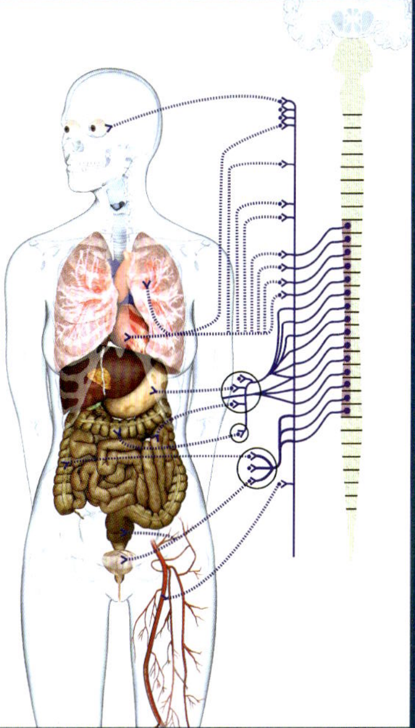

交感神经系统

在激烈运动或情绪激动时，交感神经系统变得兴奋，让你瞳孔放大、心跳加快、呼吸急促、消化减慢……

那有没有什么事情您和脑都不用管，就会发生呢？

脊髓：你们所说的无意识行为，几乎不需要我和脑的指挥与监管。你的心跳一刻不停，你的肠胃加速蠕动……这些都由自主神经系统掌管，通常只有脑干会操心，我只负责在其中传递信号。

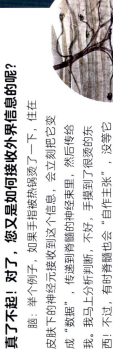

我们是如何看见的？

人眼近似球形，位于眼眶内。光线依次穿过眼球里的瞳孔、晶状体和玻璃体，一直到达眼底的视网膜，才能产生视觉。如果把眼睛比作精密的光学摄像机，瞳孔负责调节进入眼球的光线量；晶状体是折光的透镜，调节光线汇聚的方向；视网膜则是感光板，将光信号转换成电信号，电信号经视神经传递到脑内进行分析。视网膜上紧密分布着两类感光细胞：视杆细胞和视锥细胞。视杆细胞擅长感受微弱的光线，而视锥细胞更擅长捕捉强光和颜色信息。

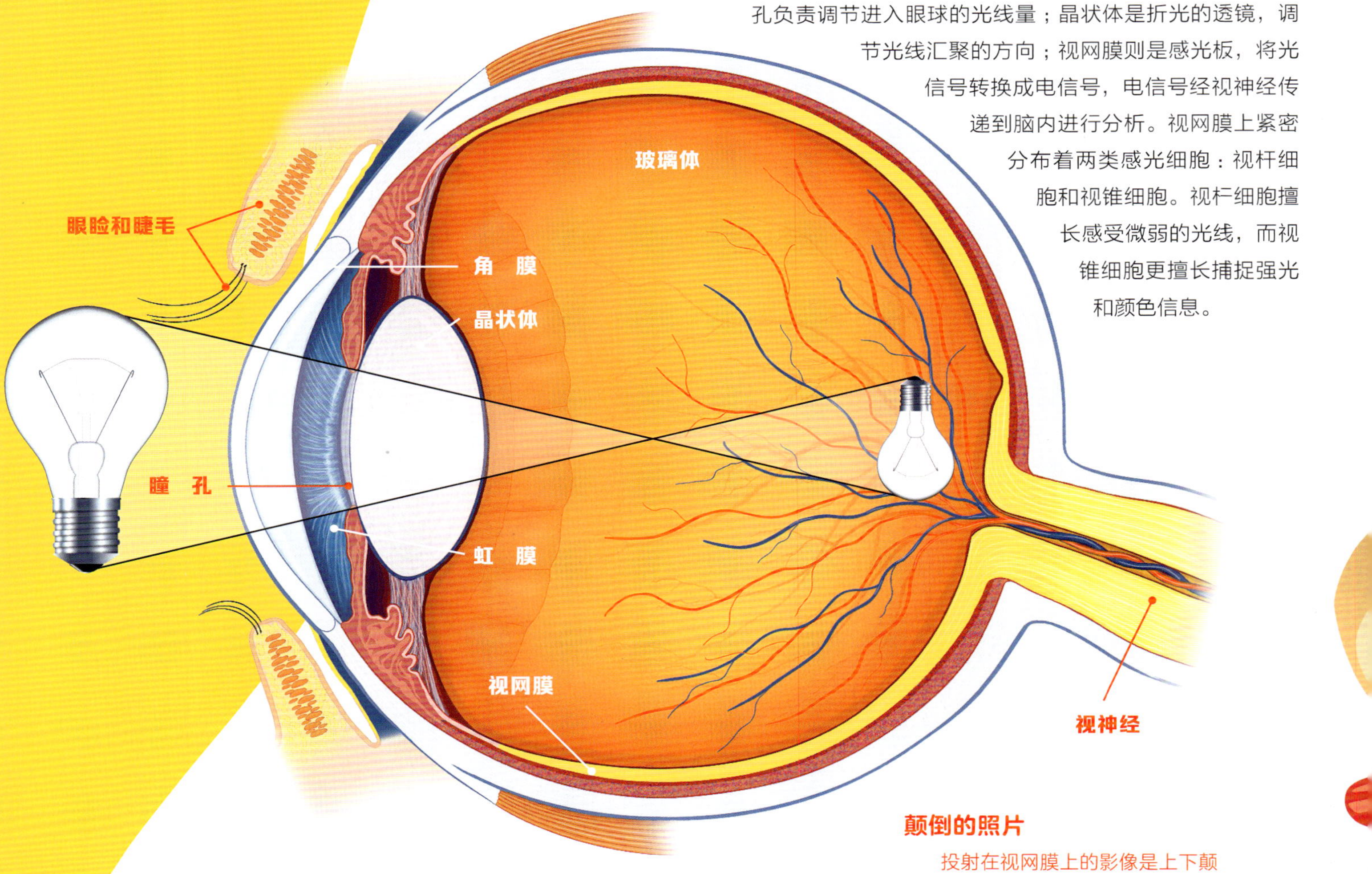

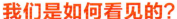

颠倒的照片

投射在视网膜上的影像是上下颠倒的，所以传到脑部的“照片”也是颠倒的，大脑会把两只眼睛传递来的“照片”校正为正确的影像。

视觉和听觉

“这孩子长得真好看！”拥有大眼睛、高鼻梁的孩子似乎更容易听到类似的夸奖。其实，不论眼睛是大还是小，鼻梁是低还是高，它们都独一无二且无比珍贵。眼睛、鼻子，和耳朵、舌头、皮肤一起，被称为人的外部感觉器官。因为拥有它们，我们可以看见彩色的世界，闻到芳香的气味，听见动听的声音，品尝丰富的美食，也可以察觉到冷、热和疼痛。这些感觉器官大多集中在头部，这儿距离人体的指挥中心很近，信号传递起来十分方便。

为什么会看不清楚?

只要睁开眼睛，我们的眼球就会投入工作。当你看书、看电视时，眼球的工作负荷大大增加。如果不注意休息，久而久之，它们便会出现“故障”。

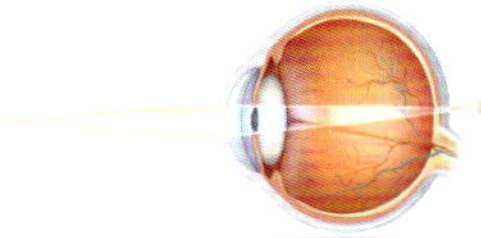

看近处的物体时，如果它们聚焦到视网膜后方，成像不清，就是远视。

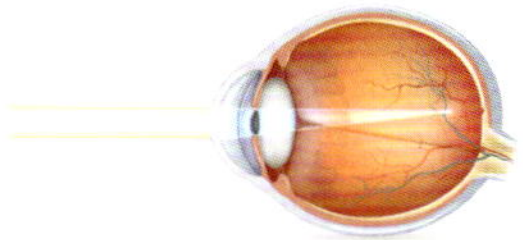

看远处的物体时，如果它们聚焦在视网膜前方，成像不清，就是近视。

220 万光年

视力正常时，人们仅凭肉眼最远可以看到距离自己大约220万光年的星系。1光年是光在真空中一年内所走过的距离。

保持平衡

耳朵可以帮助你保持平衡，内耳里的半规管帮你完成这项任务。

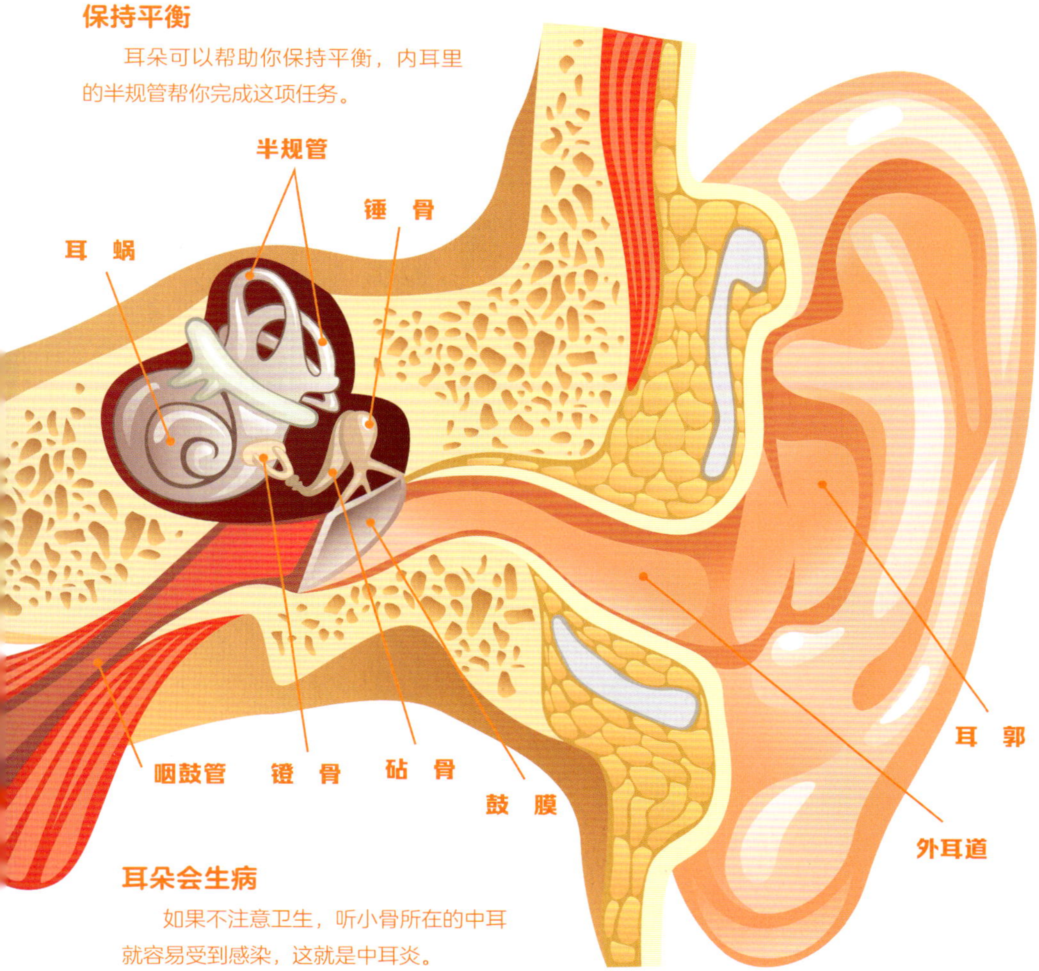

半规管
锤 骨
耳 蜗
咽鼓管
镫 骨
砧 骨
鼓 膜
耳 郭
外耳道

耳朵会生病

如果不注意卫生，听小骨所在的中耳就容易受到感染，这就是中耳炎。

我们的耳朵非常灵敏，可以听见微弱的声音，比如耳语。

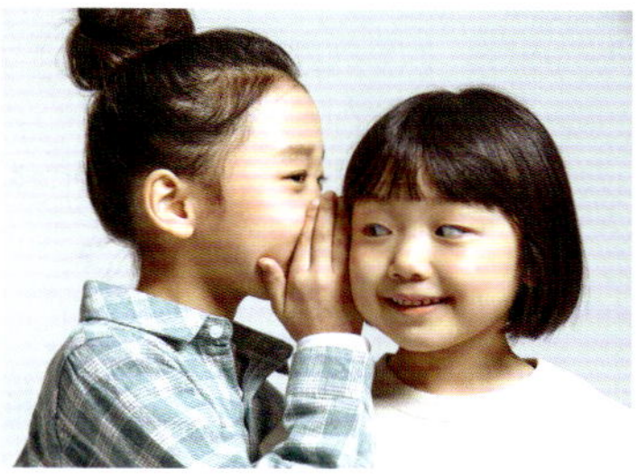

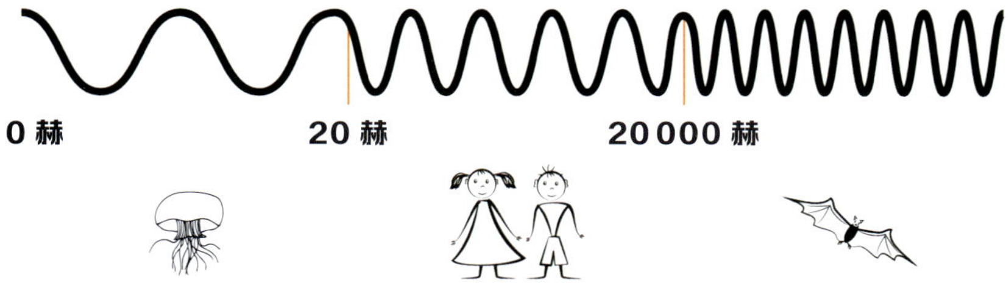

0 赫
20 赫
20 000 赫
次声波
人能听到的声波
超声波

我们是如何听见的?

声音其实都是声波，也就是拥有一定频率和强度的空气振动。耳郭收集来的一簇簇声波就好像水波，涌入外耳道后，首先到达鼓膜，并把振动传递给它。接着，鼓膜的振动被中耳的 3 块听小骨传递给内耳。最靠近内耳的是镫骨，它连着一个螺旋状的、长得像蜗牛一样的管子——耳蜗，管子里面充满了液体。这种液体随着镫骨的振动而振动起来，并刺激听觉感受细胞。于是，振动转换为电信号，经由听神经传入脑中。

内耳里还有 3 根半规管，它们位于彼此垂直的平面。与耳蜗一样，半规管里也充满液体。当我们运动时，半规管里的内容物开始振动，刺激感觉细胞产生神经冲动，我们得以感知身体的空间运动方位和平衡状态。

嗅觉、味觉和触觉

闻到诱人的香气、吃到可口的食物，和看见美好的事物、听到悦耳的声音一样，都让人感到愉悦。鼻子和嘴巴可不是各自为伍，它们总是密切配合。当你闻到食物的香气，你的嘴巴就开始分泌唾液，迫不及待地想要品尝美食。当你感冒时，鼻子的嗅觉变得不再灵敏，味觉也会受到影响，让你变得没有食欲。

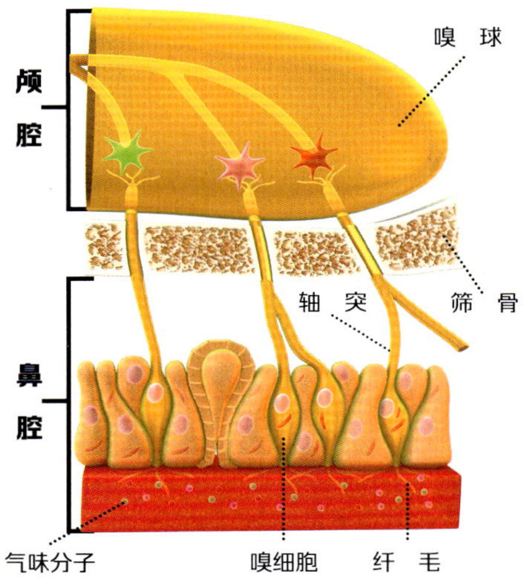

原始的感觉

嗅细胞的轴突穿过留有很多细缝的筛骨，直接伸向嗅球，嗅球其实已经属于脑的一部分。正是如此短暂的传导距离，让嗅觉成为人类最原始、最灵敏的感觉。嗅觉帮助我们辨别发霉的食物，躲避被污染的环境，远离各式各样的危险。

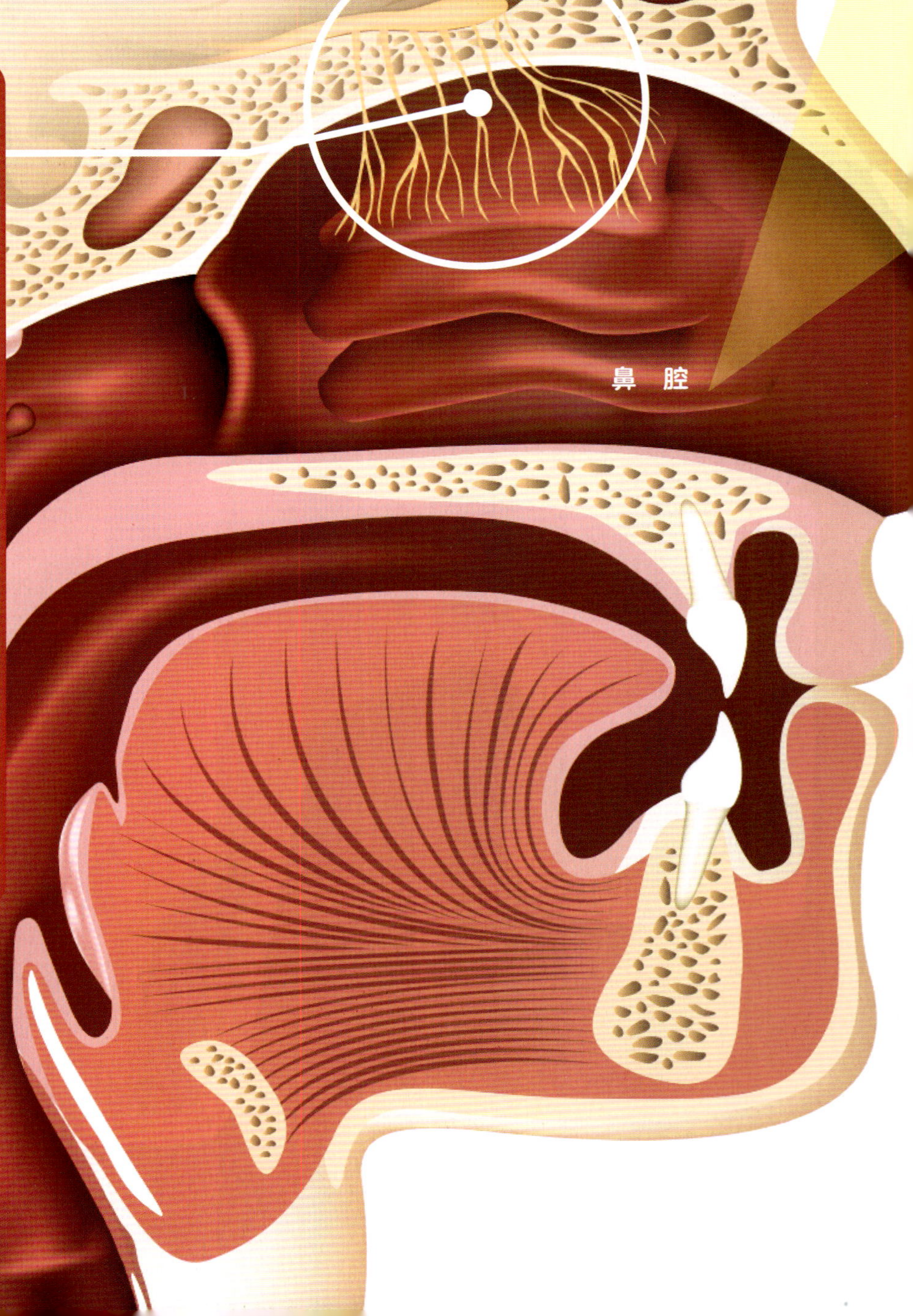

特殊的“鼻子”

仿照人类的鼻子，科学家设计出一种叫作电子鼻（又称气味扫描仪）的仪器，它可以精确识别各种挥发气味。在食品加工厂，人们常借助这个特殊的“鼻子”判断肉类的新鲜度和果蔬的成熟度。

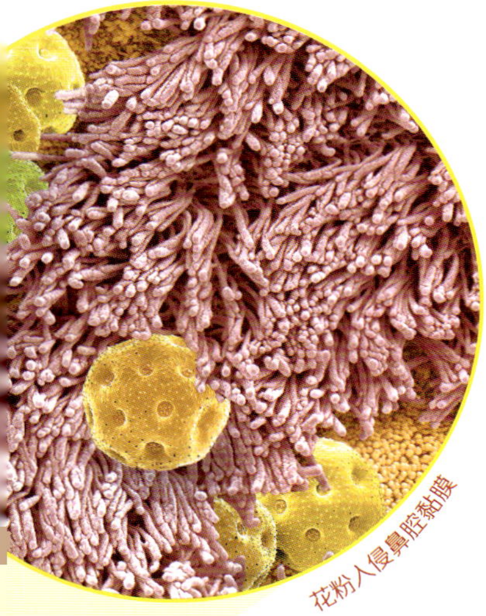
花粉入侵鼻腔黏膜

灵敏的“探测器”

鼻子是很灵敏的“探测器”，它能轻而易举地捕捉空气里带有气味的分子。当你呼吸时，有气味的分子伴随空气一同钻入你的鼻腔，附着在湿润的鼻腔黏膜上。那里分布着许多细小的嗅细胞，这些嗅细胞尤其擅长捕捉带有气味的分子，并把它们转换为电信号，传给脑。

缤纷的味道

酸味、甜味、苦味、咸味、鲜味，你的舌头能精准地区分这些味道。甜味备受人们偏爱，因为它代表着糖类等高能量食物。苦味往往让人敬而远之，因为它意味着食物可能有毒，但有了经验之后，我们也开始喜欢上一些苦味食物。我们对咸味和鲜味的偏好，可能源于我们对无机盐和蛋白质的向往。

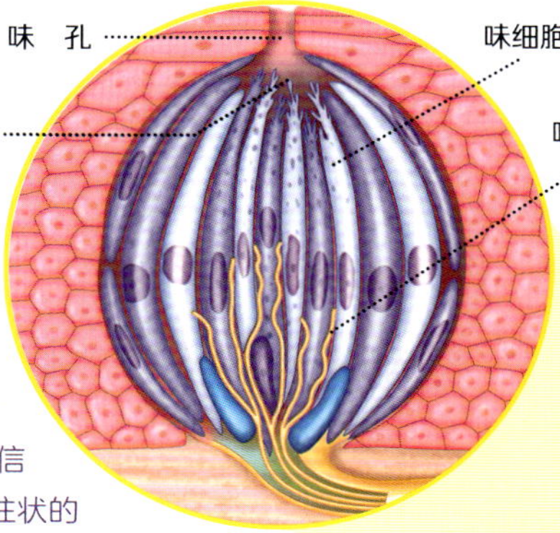
味　孔
微绒毛
味细胞
味觉神经

味　蕾

舌头和味蕾

舌头上分布着许多味细胞，味觉的形成离不开它们。味细胞集中在味蕾里，擅长对口腔溶液中的大量小分子物质采样分析，然后像鼻子里的嗅细胞一样，把化学信号转换为电信号，向脑报告。每一个味蕾都拥有50～150个柱状的味细胞，好似一大把捆在一起的香蕉。

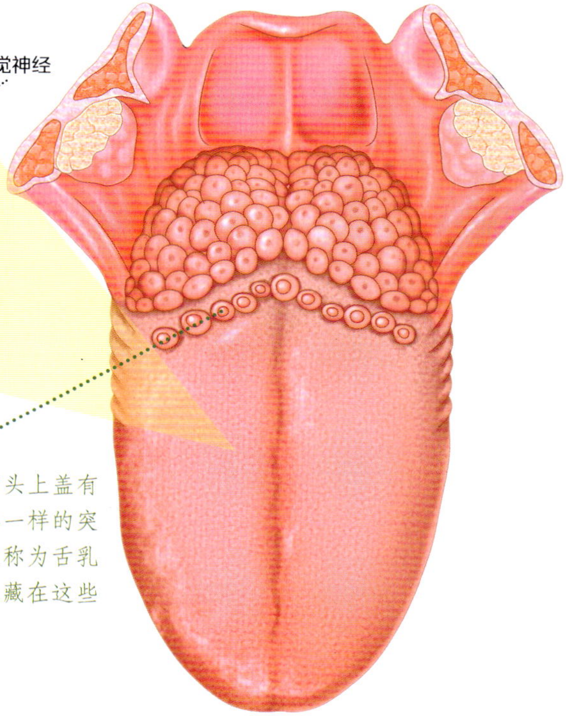

舌乳头

你的舌头上盖有许多小疙瘩一样的突起，它们被称为舌乳头。味蕾就藏在这些舌乳头里。

遍布全身的感受器

味觉、嗅觉、听觉、视觉，它们仅由局部器官产生，触觉却不一样。你皮肤的每一个地方，都分布着 4 种基本的触觉感受器，可以感受外界的机械刺激。不过，这些触觉感受器在皮肤表面分布得并不均匀，在手指的指腹上最为密集。盲人的触觉格外灵敏，他们能靠指尖的触摸，来“阅读”特制的书籍。

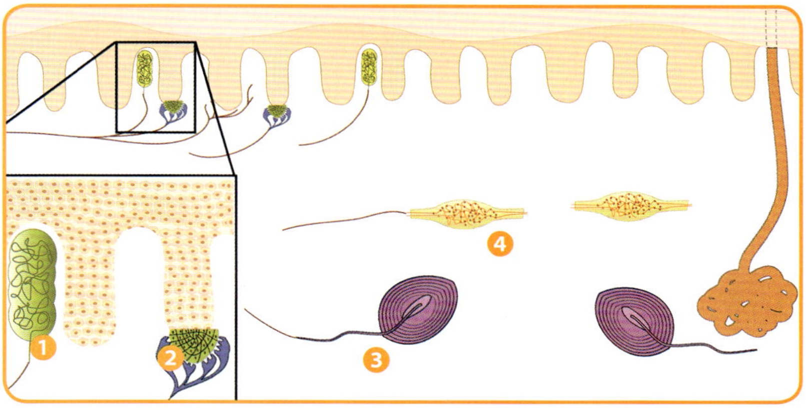
1
2
3
4

1 触觉小体感受突然出现的触压。

2 梅克尔触盘感受微弱的压力。

3 环层小体感受深压力。

4 鲁菲尼小体感受皮肤牵拉的刺激。

知识加油站

盲文是靠触觉感知的文字，由法国人布莱叶最早发明。在纸上，每 1～6 个不同排列位置的凸点代表一个字符。

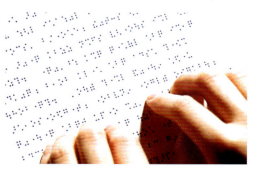

循环的血液

你身体里数以万亿计的细胞每时每刻都在不辞辛劳地工作，因此需要时刻补充新鲜的营养物质和氧气。流动的血液经由大大小小的血管，把这些必需的供给运输到身体各个地方。血液里浮动着许多精灵一般的细胞，它们是身体里的“快递员”和“警卫”，执行着性命攸关的任务。

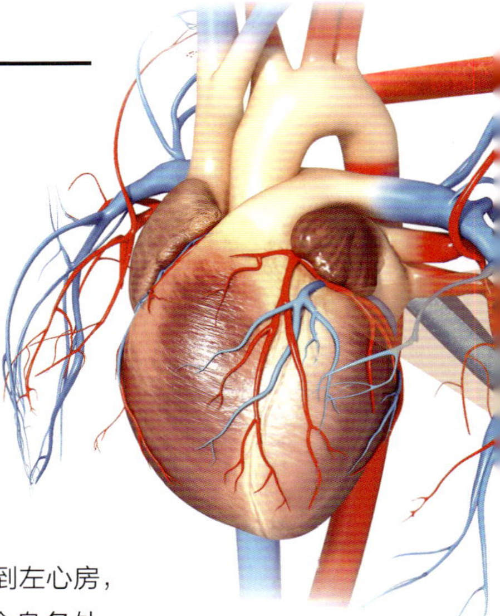

血液循环的动力泵

心脏也许是全身最勤劳的器官了。从你还在妈妈肚子里开始，心脏就一刻也没有停止过跳动。我们的心脏像一个拳头那么大，里面分隔成 4 个空间：左心房、左心室、右心房和右心室。每一个隔间都与一根很粗的血管相连。血液在肺部充满氧气后，先回到左心房，再进入左心室，接着由左心室泵到全身各处。身体运输回来的缺氧血液回流到右心房，再进入右心室，从那儿回到肺部补充氧气。心脏每跳动一次，就把大约一杯水那么多的血液送出去，同时补充等量的血液进来。

红细胞

红细胞是血液里的“快递员”，它把氧气带给身体的每一个细胞，并带走它们产生的二氧化碳。难以想象，你的身体每秒大约产生 200 万个红细胞。

血小板

血小板是血液里的“胶水”，如果你不小心受伤了，血小板会立刻上前止血，以便其他细胞可以有充足的时间对伤口完成修复。

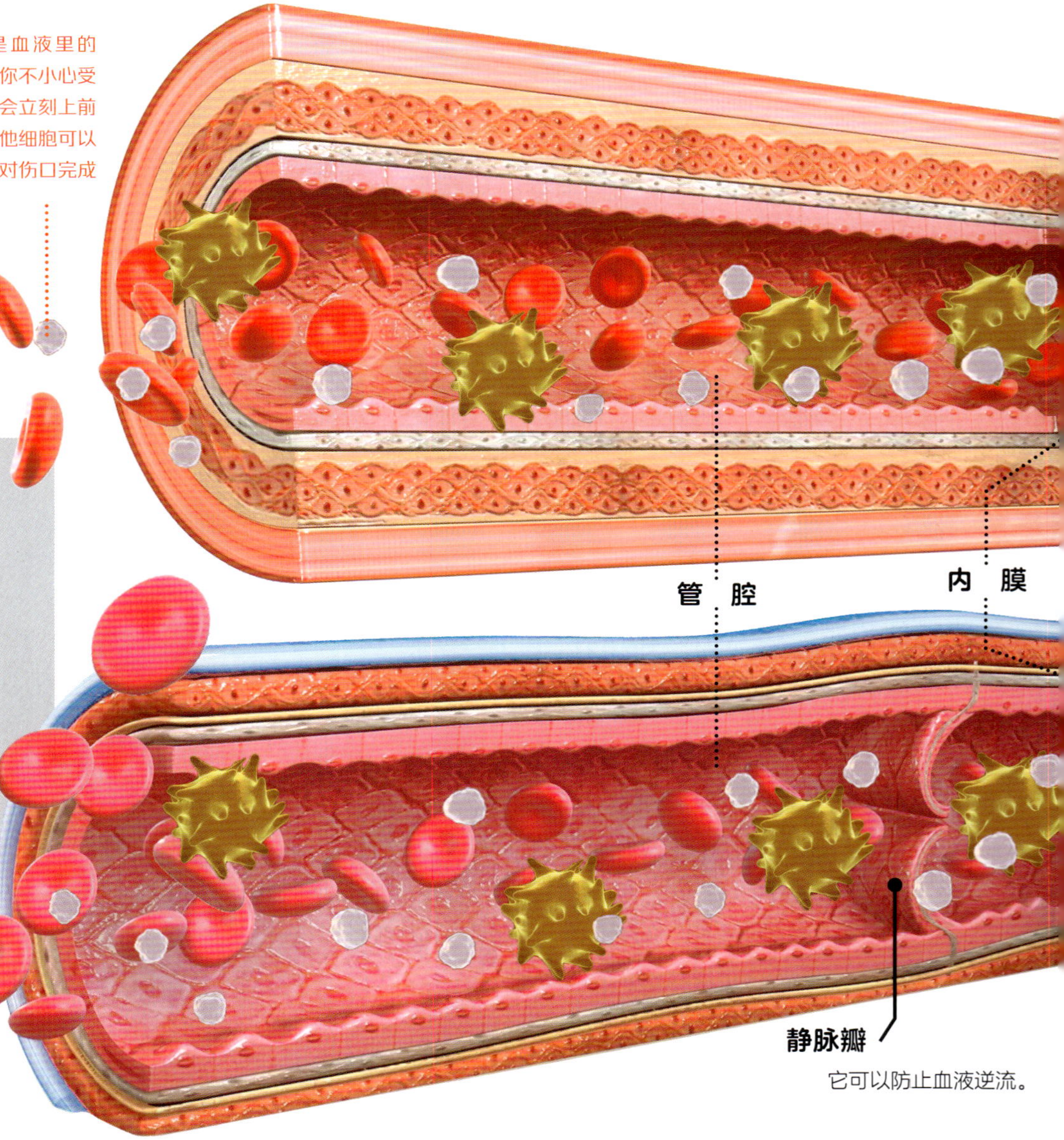

它可以防止血液逆流。

血液里的成员

健康成人的身体里，流淌着大约 5 升血液。血液看上去是红色的，因为血液里有许多红细胞。难以置信，你指尖的一滴血中，包含有 1.5 亿个红细胞、25 万个白细胞和 600 万个血小板，它们各自执行不同的任务。

白细胞

白细胞是血液里的“警卫”，它们四处游走，寻找和消灭入侵人体的外来物质。

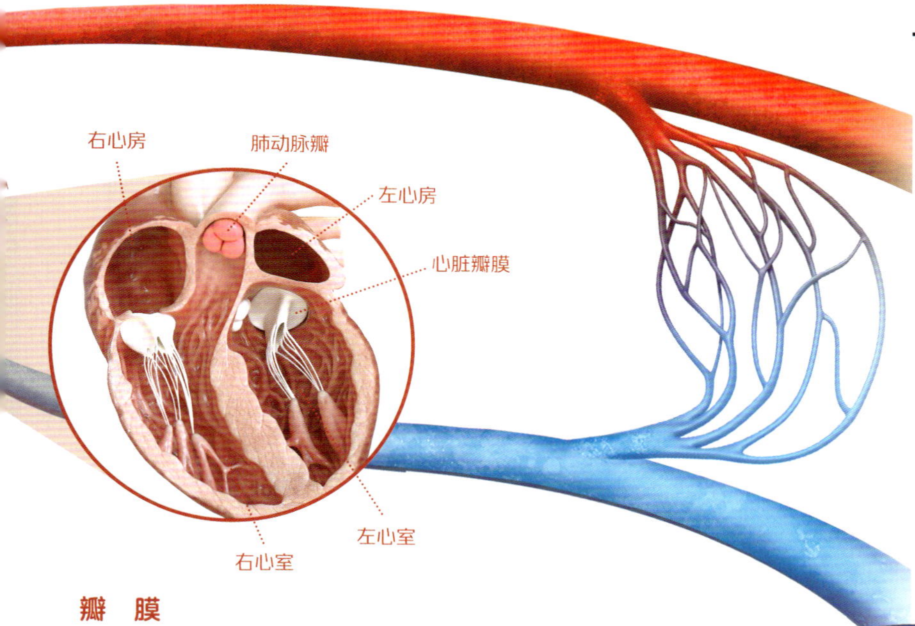
右心房
肺动脉瓣
左心房
心脏瓣膜
左心室
右心室

超级运输网

粗细不同的血管遍布全身，它们连接并交织在一起，形成一张巨大的运输网。动脉的血液从心脏泵出，携带着新鲜的氧气，波涛般汹涌地流向身体的其他地方。动脉分支越来越细，从大动脉、中动脉、小动脉直到微动脉，最后，形成与微静脉相连的毛细血管。毛细血管内的血液和周围组织频繁地进行物质交换。之后，缺乏氧气和携带废物的血液从毛细血管流向静脉血管，一级级地汇入更粗的静脉中，最后回到心脏，再由心脏送入肺部补充氧气。

瓣　膜

为了防止血液回流，心房和心室之间，以及心室和动脉血管之间，都有瓣膜。

中动脉

中动脉又叫分配动脉，其管壁中的平滑肌非常发达。它负责调节分配到身体各个组织和器官的血流量。

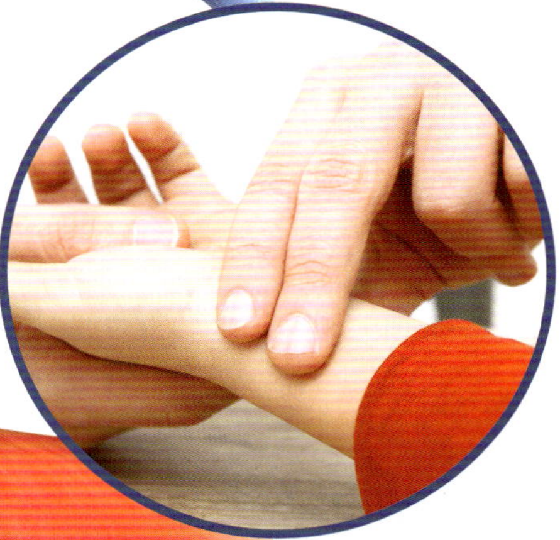

脉搏变化了吗？

心脏的跳动传递到动脉，会形成周期性的微小跳动。有些跳动在体表就能摸到，这就是脉搏。看着秒表，将手指轻轻搭在同伴的腕部靠近拇指根部的位置，感受脉搏的跳动。脉搏每动一下，就是心脏跳一次。静坐1分钟，数一下脉搏的跳动次数；待同伴运动之后，再感受一下，他的脉搏跳动有没有发生变化？

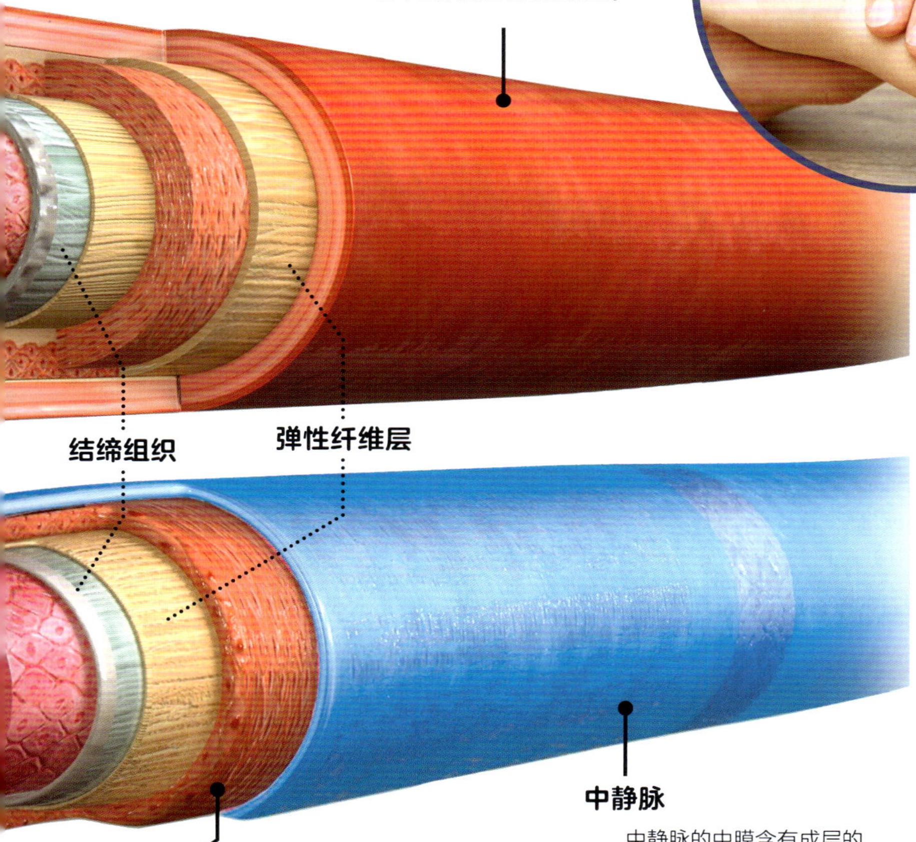
结缔组织
弹性纤维层

平滑肌

不像中动脉拥有发达的平滑肌，中静脉的平滑肌很薄。

中静脉

中静脉的中膜含有成层的平滑肌纤维，但层数很少，舒缩时，可以暂时储存血液，或促进血液的流动。

知识加油站

与人类不同，两栖类、爬行类动物心脏的左右心并未彻底分开，富含氧气或二氧化碳的血液会发生部分混合。鱼类的心脏则完全不分左右，静脉血液经过心脏后，在鳃（鱼类的“肺”）中充满氧气，然后直接输出到动脉中。

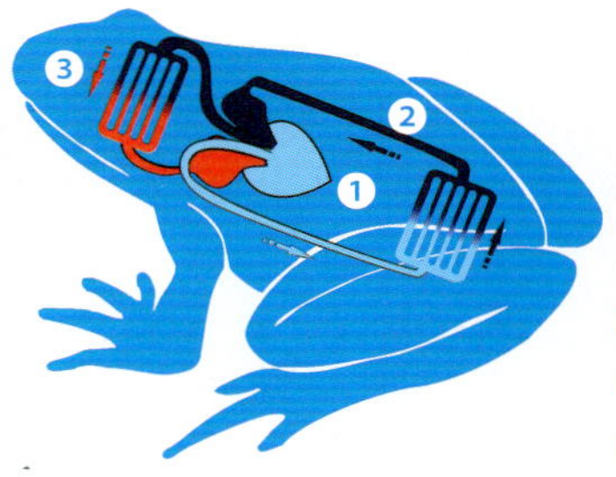
❶ 心　脏
❷ 体循环
❸ 肺循环

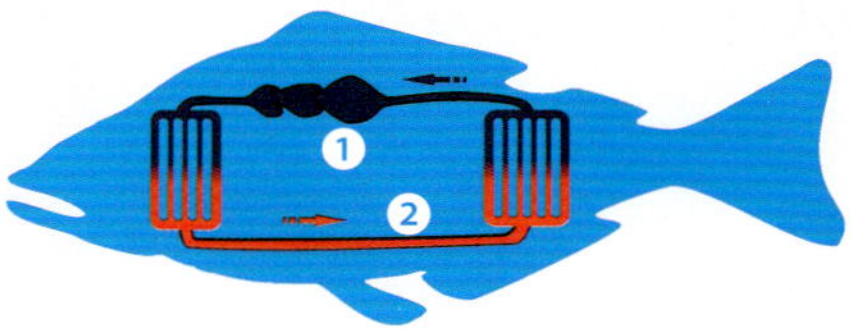

气体交换机

你根本不需要学习呼吸，从呱呱坠地的那一刻起，你就已经掌握了呼吸的技巧。鼻子自动吸入空气，空气顺着气管到达肺部，那里面的“景象”蔚为壮观——左肺和右肺里好像各长着一棵古老粗壮的大树，从树干上分出许多树枝，它们都叫作支气管。支气管的尽头长着许多小樱桃一般的肺泡。你呼吸进来的氧气，正是经由肺泡输送到血液里的。

160 千米/时

当你打喷嚏时，空气从鼻子里飞速冲出来，速度可以达到160千米/时，比高速公路上行驶的汽车还快。

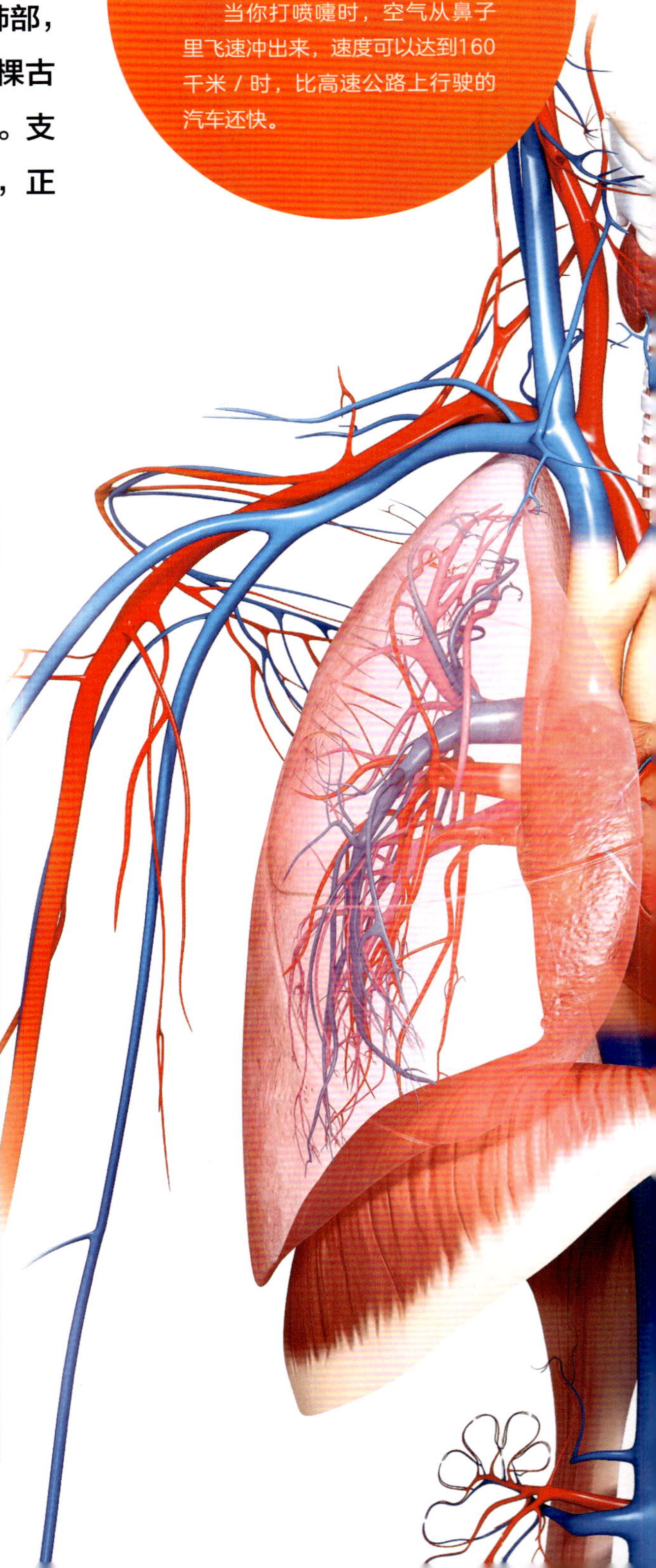

不可或缺的氧气

如果没有氧气，人体内不计其数的细胞就没有办法将各种营养物质转变成能量，身体的各个部分也就很难维持正常的运转。比如，当你去高原等氧气稀薄的地方，身体就会闹情绪，紧接着各种不适将接踵而至。航天员飞往太空时，也需要充足的氧气供应，否则他们将面临生命危险。

空气里混有许多气体，其中大部分是氮气，氧气大约占五分之一。

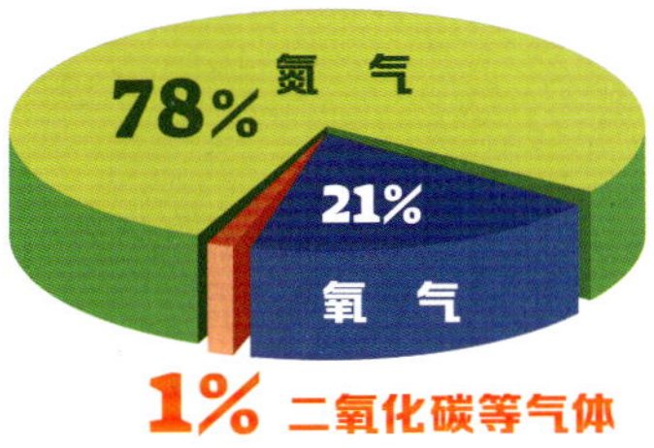

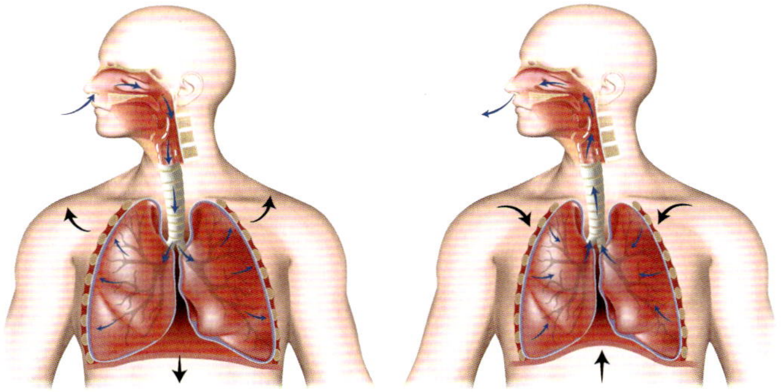

吸气时，膈肌下降。

呼气时，膈肌上升。

有力的膈肌

你呼吸的时候，胸腔会一起一伏，这个动力来自膈肌的收缩和舒张。膈肌是横在人体中的一大块肌肉，将胸腔和腹腔分隔开来。膈肌收缩时，它自身形成的圆顶下降，空气涌向肺部，这时你的肺部就会因为空气的进入而鼓起来。膈肌舒张时，圆顶上升，胸腔的空间变小，肺部的气体受到挤压，经由我们的鼻子和嘴巴排出体外。

吸进来，呼出去

大多数时候，人体依靠呼吸道获得空气，空气首先到达呼吸道的入口——鼻子。只有当鼻塞时，你才会不由自主地张开嘴巴，大口吸入空气。气体经由咽、喉进入气管，气管下端分成左右两支，它们各连着一个肺。肺叶里密密麻麻的肺泡贪婪地捕获氧气，将它们传送给血液里的红细胞。肺泡还会把血液里的二氧化碳“召唤”出来，再让它们顺着气管吐出去。

为什么打哈欠?

当感到疲倦或者无聊时，你呼吸得很慢，体内的二氧化碳积累得很多。你会打一个大大的哈欠，张开嘴巴深呼吸，以补充足够的氧气。

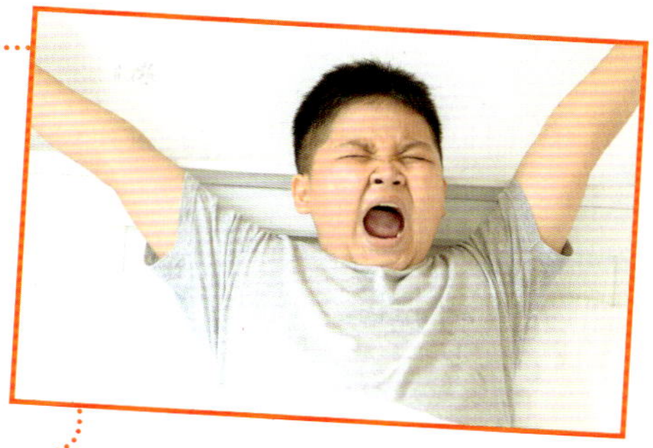

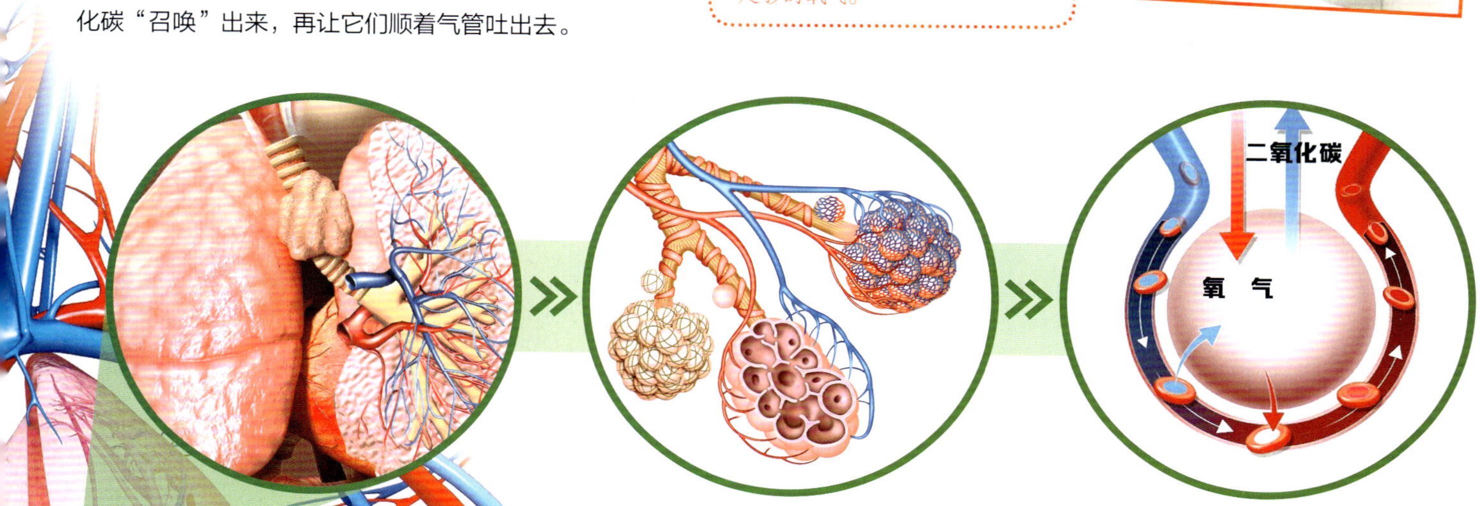

肺的“细枝末节”

肺支气管树的末端有不少膨大而成的囊，囊的四壁上有很多小囊泡凸出，它们是肺泡。肺泡不仅是气体交换的场所，还是排泄的“窗口”。水分、挥发性废弃物和挥发性有毒物质，可以逸出到肺泡里，然后随呼气排出体外。

气体交换的场所

新生儿体内大约有2 400万个肺泡，等成年后，就变成了3亿～4亿个那么多。肺泡被毛细血管紧紧包裹着，空气中的氧气钻过薄薄的肺泡壁膜，然后自动流向血液。血液中富集的二氧化碳正好相反，它们自动流向肺泡。

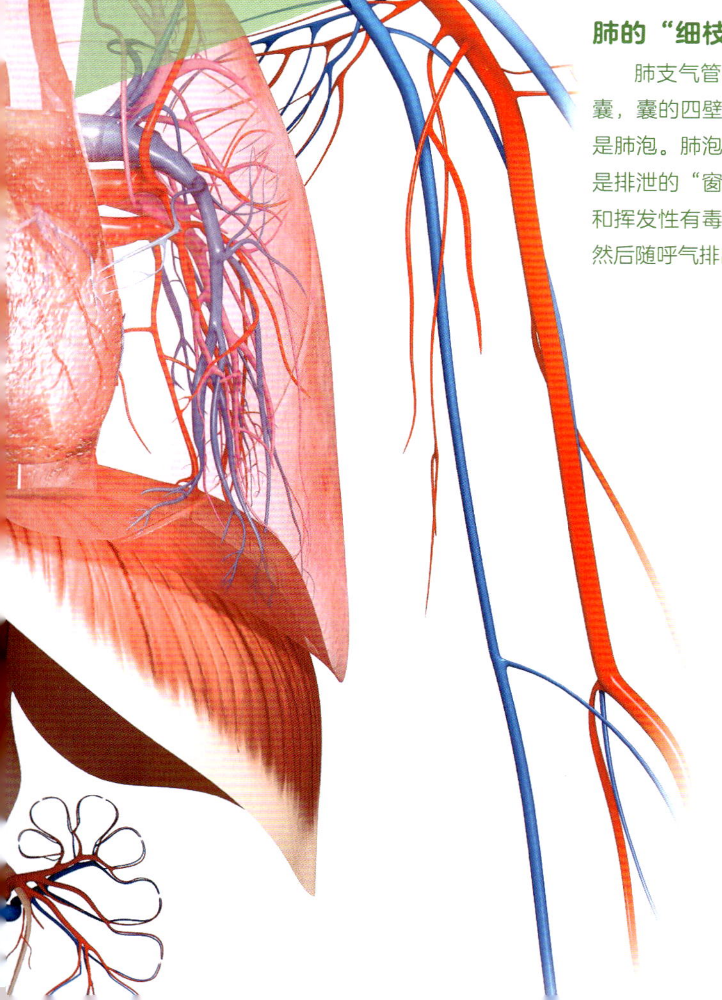

呼吸道上的清洁工

鼻子、咽、喉、气管、支气管，这些都是呼吸道的成员。空气刚被吸入鼻子的时候，浓密的鼻毛把较大的颗粒与粉尘阻拦下来。鼻腔还会加热气体，好让进入气管内气体的温度与人的体温接近。这样，即使在严寒的冬天，我们也不会感觉呼吸有什么异样。气管和部分支气管的内表面，存在大量的杯状细胞和纤毛细胞，它们继续吸附呼吸道里的灰尘、细菌等异物。这些异物不会一直待在呼吸道里，咳嗽或打喷嚏的时候，纤毛会定向摆动，将它们“清扫”出去。

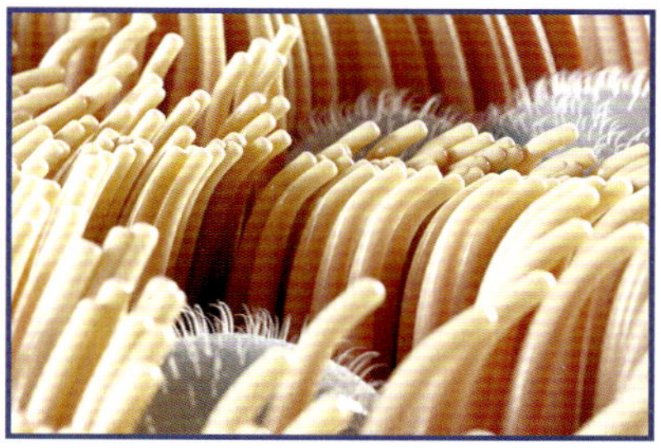

人体防卫军团

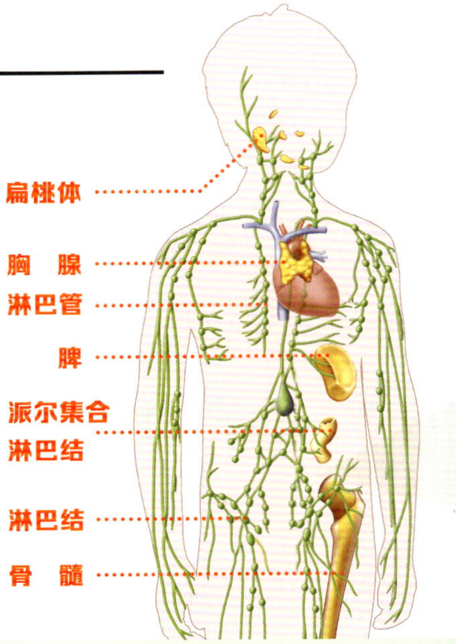
扁桃体
胸 腺
淋巴管
脾
派尔集合
淋巴结
淋巴结
骨 髓

我们周围生存着许多肉眼看不见的病原体（病菌或病毒等），它们伴随我们的呼吸，或者通过皮肤接触潜入我们的身体里。大多数时候，我们不会因为它们的入侵而感到不舒服，因为我们的身体有一套强大的防御系统——免疫系统。但有些时候，病原体来势汹汹，身体里的“防卫军”抵挡不住，我们就会生病。

抵御之战

我们体内驻扎着许多抵御病原体的细胞——免疫细胞。平时，它们坚守在身体的各个免疫关卡，警惕敌方入侵。一旦察觉病原体的到来，免疫细胞立刻采取行动。

树突状细胞精通辨识术，它们牢牢记住入侵者身上独有的分子结构——抗原 ❶。待在一旁的 T 淋巴细胞（简称 T 细胞）格外警觉，连忙释放一种特别的信号 ❷（有些抗原自带信号，可以直接刺激 B 淋巴细胞 ❸）。信号很快被 B 淋巴细胞（简称 B 细胞）接收，它们快速变身为浆细胞 ❹。浆细胞使出必杀技，生产一种专门与抗原结合的蛋白质——抗体。浆细胞边生产边复制，大量抗体被释放到血液里 ❺。只要碰到相同的入侵者，抗体立刻猛扑上去，黏附在入侵者身上。很快，入侵者锐气大伤，只能坐等吞噬细胞前来将其消灭。

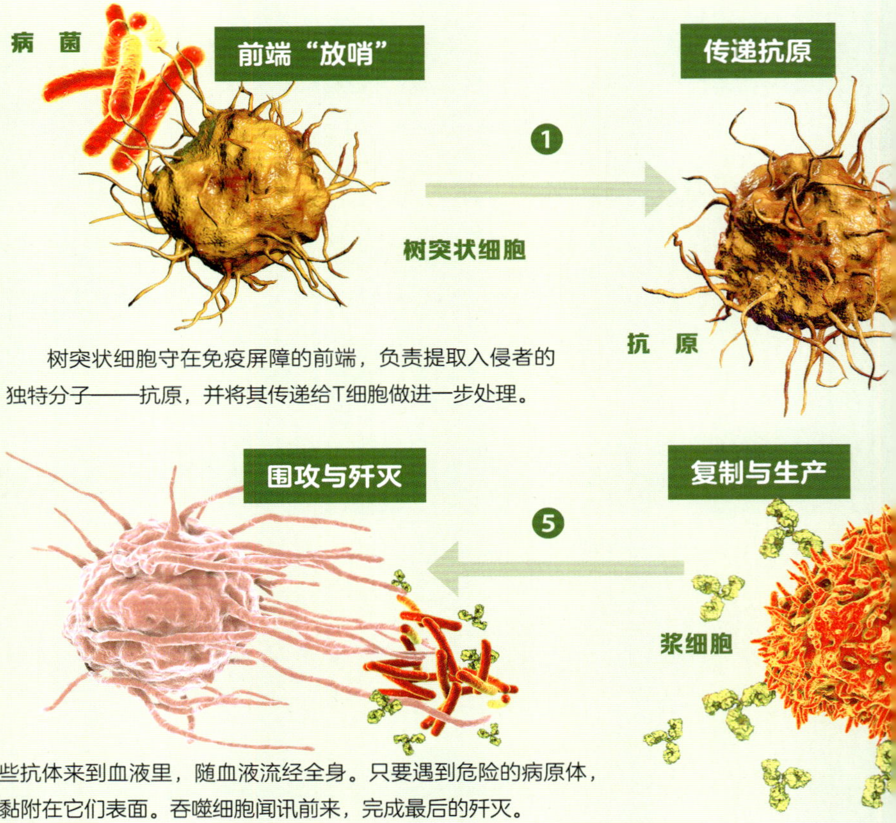
病 菌
前端“放哨”
传递抗原
1
树突状细胞
抗 原
围攻与歼灭
复制与生产
5
浆细胞

树突状细胞守在免疫屏障的前端，负责提取入侵者的独特分子——抗原，并将其传递给T细胞做进一步处理。

这些抗体来到血液里，随血液流经全身。只要遇到危险的病原体，抗体就黏附在它们表面。吞噬细胞闻讯前来，完成最后的歼灭。

电子显微镜下的血液细胞

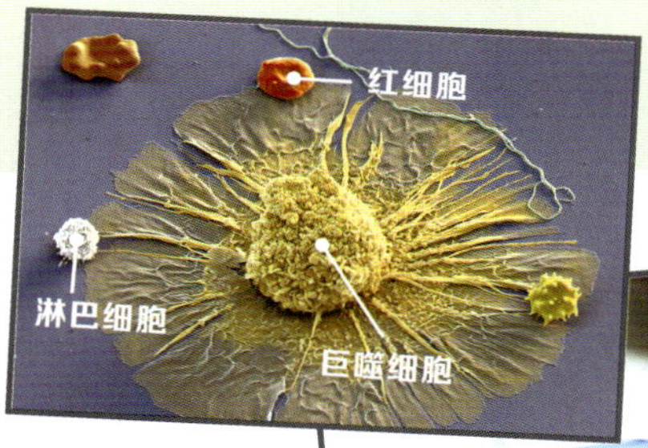
红细胞
淋巴细胞
巨噬细胞

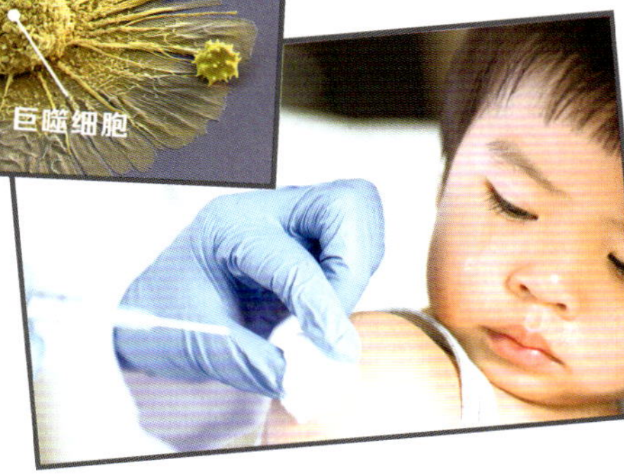

在中国，婴儿从出生到儿童期，至少需要注射 12 种不同疾病的疫苗，以抵御会带来严重危害的传染病。

疫苗，给身体记忆

有些病原体十分狡猾，又擅长伪装，免疫系统初次与它们接触时往往落败，让身体遭受巨大的损伤。以前的人们一旦罹患天花、麻疹、百日咳等病症，就会有生命危险。后来，科学家发现，把减毒或灭活的病原体注射到体内，人们便很难感染某种疾病。这种制剂就是疫苗。疫苗让免疫系统记住了它们的模样，它们不会带来剧烈的不适，却可以帮助我们成功抵御病原体的正式入侵。

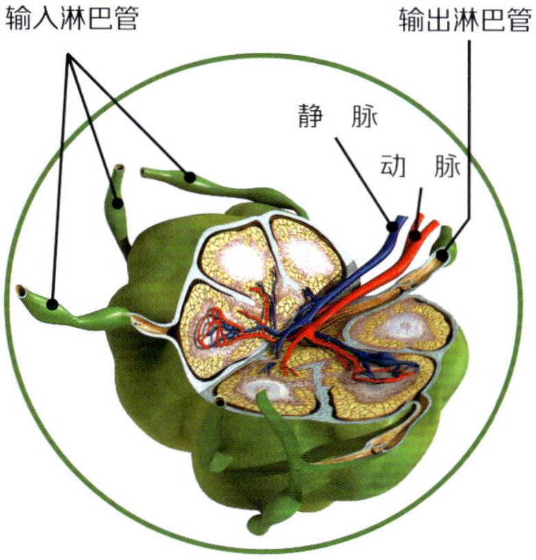

免疫系统的构成

胸腺、脾、扁桃体、阑尾，和各种各样的免疫细胞一起，构筑起身体的免疫“防火墙”。胸腺可以批量复制T细胞，脾可以敏锐察觉血液的异样。无数大小不等的淋巴结遍布全身，它们由淋巴管串联起来，与血管交错、相连。

有些病原体会随着食物一起进入消化道。胃酸和消化酶冲锋在前，对病原体发起进攻，将其杀灭。如果它们无力抵抗，便会求助于肠壁上的淋巴组织和特殊的肠道——阑尾。

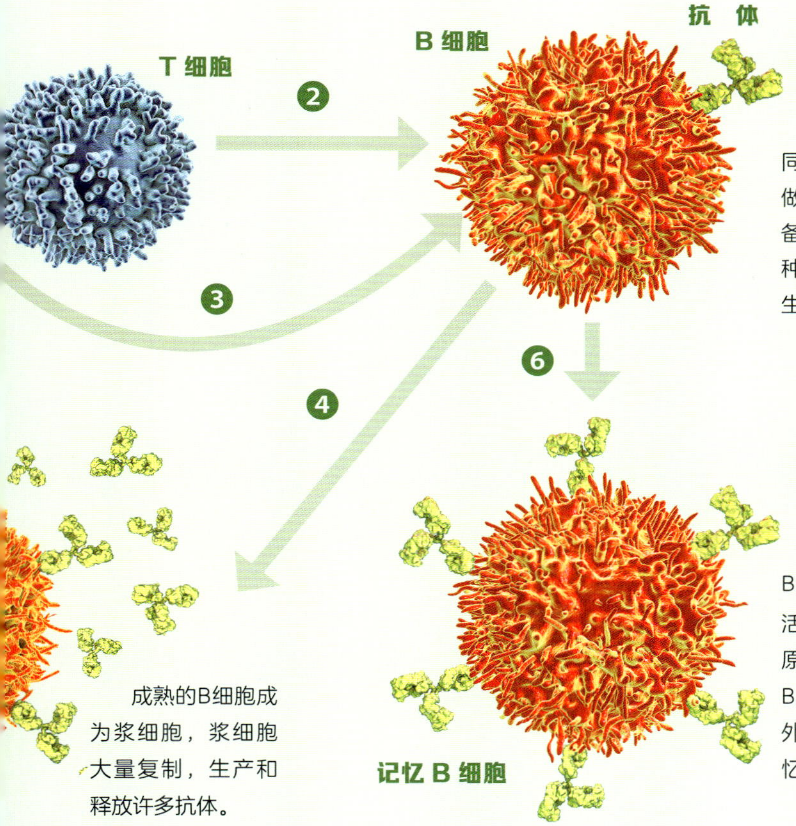

成熟的B细胞成为浆细胞，浆细胞大量复制，生产和释放许多抗体。

辨识与分化

在淋巴结里，许多不同的B细胞严阵以待，随时做好分化和生产抗体的准备。每种抗体只能辨认一种病原体，好在人体能产生数以百亿计的抗体。

抗体记忆库

有些B细胞会成为记忆B细胞⑥，在体内可以存活好几年。如果同样的病原体再次侵入人体，记忆B细胞就会发起攻击。此外，有些T细胞也有长期记忆能力。

知识加油站

有时，免疫系统也会有“工作失误”。它们对一些细小的东西异常敏感，如花粉和灰尘。一旦我们吸入这些小东西，免疫系统立刻紧张起来，号召免疫细胞释放一种特殊的化学物质。这种物质如果太多，会大大影响我们的呼吸，引发哮喘。

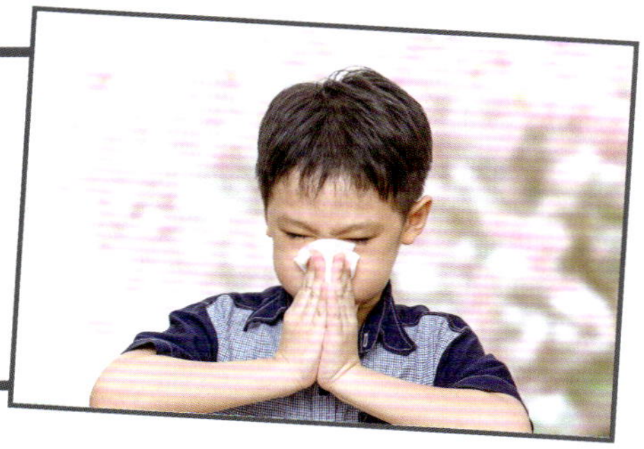

战“疫”小卫兵

淋巴细胞

T细胞、B细胞等都来自淋巴细胞家族。

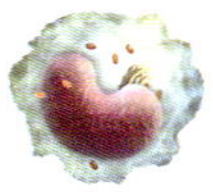

中性粒细胞

它们数量最为庞大，负责吞噬细菌等。

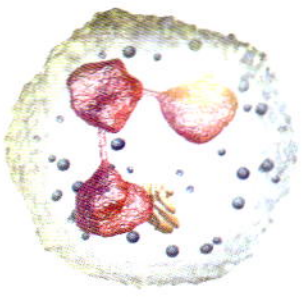

嗜碱性粒细胞

过敏性物质会引起嗜碱性粒细胞的关注。

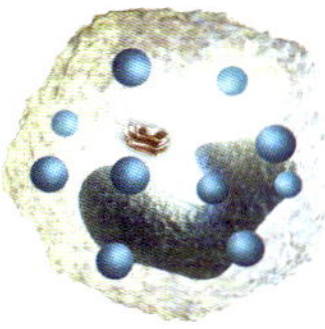

嗜酸性粒细胞

它们参与寄生虫感染的斗争。

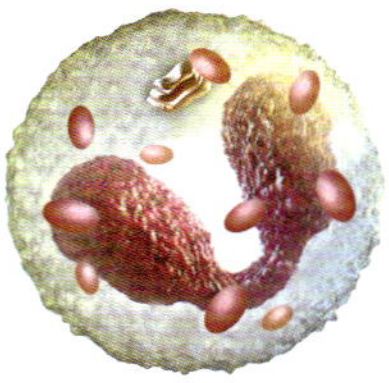

单核细胞

它们是体积最大的白细胞，也是巨噬细胞的前身。

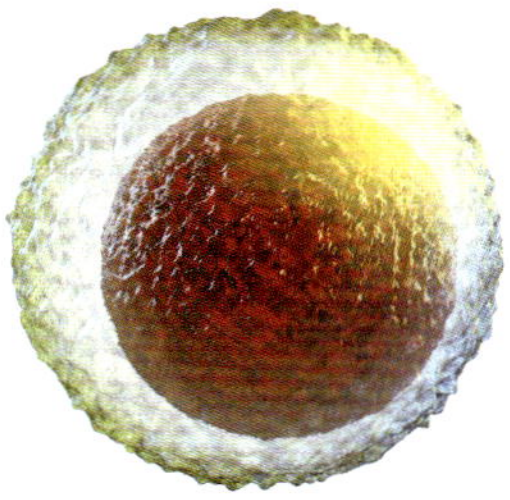

巨噬细胞

它们能变形、游走，还拥有强大的吞噬能力，总是伸出长长的“触手”，将异物一把抓住，吞进肚子里。

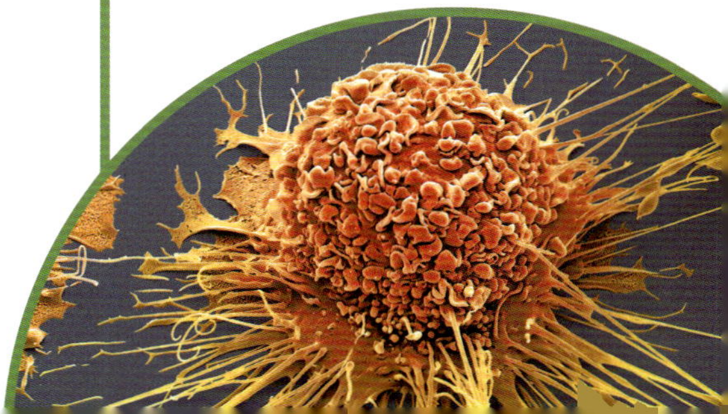

食物粉碎机

饥肠辘辘的时候，美食的画面一股脑儿涌入了你的脑中，唾液一溜烟儿霸占了你的嘴巴。当你把嘴巴张大，将食物送入，食物立刻改头换面。它们被牙齿切割得非常细小，混入唾液腺分泌的唾液，成为一堆黏糊的“泥巴团”。这个时候，消化已经开始了。

两副牙齿

如果不出意外，牙齿会陪伴我们一辈子。每个人一生会有两副牙齿。从出生后到 3 岁前，乳牙一颗接一颗地从婴幼儿的牙床里冒出来，总共有 20 颗。从大约 6 岁开始，小朋友会经历一次“声势浩大”的换牙活动。等到 14 岁的时候，新的牙齿就差不多长齐了，被称为恒牙，有 32 颗。不过，许多人只长出 28 颗恒牙，另外 4 颗藏在牙槽骨里。

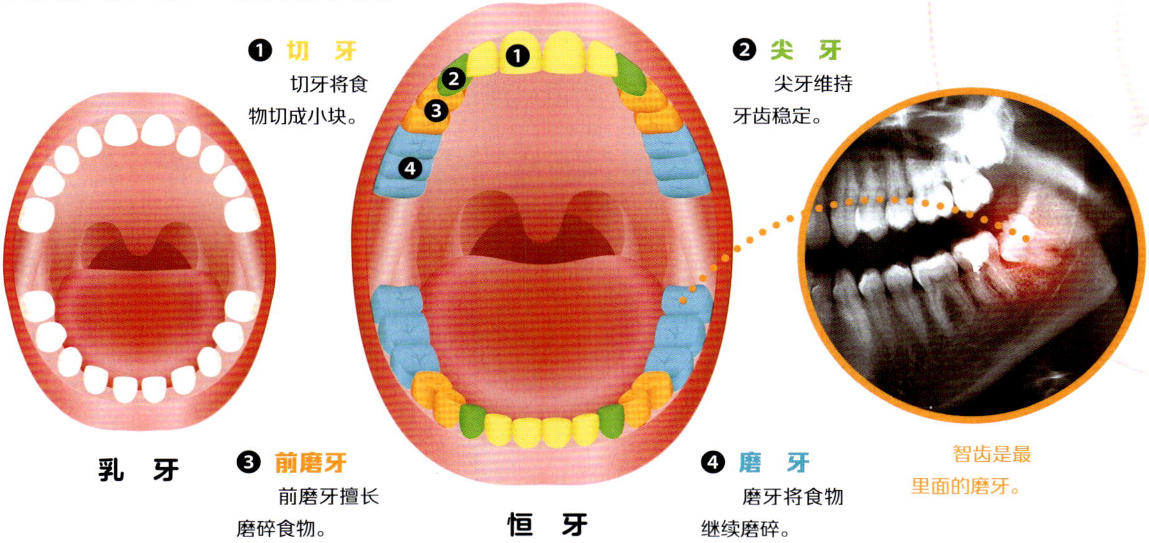
❶ 切 牙
切牙将食物切成小块。
❷ 尖 牙
尖牙维持牙齿稳定。
❸ 前磨牙
前磨牙擅长磨碎食物。
❹ 磨 牙
磨牙将食物继续磨碎。
乳 牙
恒 牙
智齿是最里面的磨牙。

为什么要吃东西?

食物不仅满足了你的口腹之欲，还让你变得健康、聪明。就像汽车需要加油才跑得动，你需要吃饭才有力气。你的选择非常多，想吃什么就可以吃什么。每一种食物都与众不同，富含这样或那样的养分。面包和米饭里的淀粉让你快速补充能量；鱼油和橄榄油帮助搬运血液里的“垃圾”；蛋白质擅长建筑和修复你的身体；维生素和无机盐多才多艺，参与你体内的各种活动；水到处都是，它藏在你身体的细胞里、细胞与细胞之间，以及血液里。

脂 肪
蛋白质
维生素
糖 类

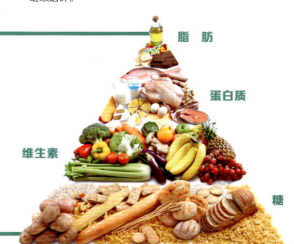

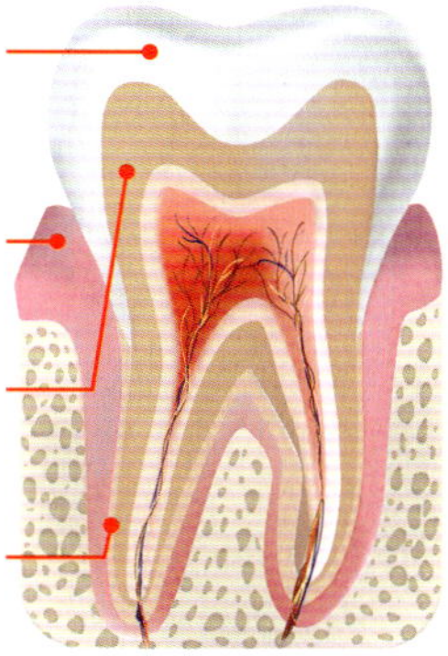
白色的牙釉质是牙齿坚硬的外壳。
牙龈阻止细菌或其他异物侵入牙齿里。
牙本质被周围的牙釉质和牙骨质覆盖。
牙骨质包绕在牙根表面。

牙齿的构造

每一颗牙齿都有两层：外面是坚硬的牙釉质和牙骨质，里面是复杂的牙本质。牙齿的中心富含牙髓、神经和血管。血管把血液提供给“嗷嗷待哺”的牙细胞。神经末梢一刻也没有闲着，它们不停地捕捉外界的刺激。所以，就算只是牙釉质遭到破坏，比如得龋齿，牙齿还是会很痛。

1 000 毫升

牙齿是食物粉碎机，而黏滑的唾液好似分解食物的溶剂。每天，唾液腺把大约1 000毫升的唾液分泌到你的嘴里。

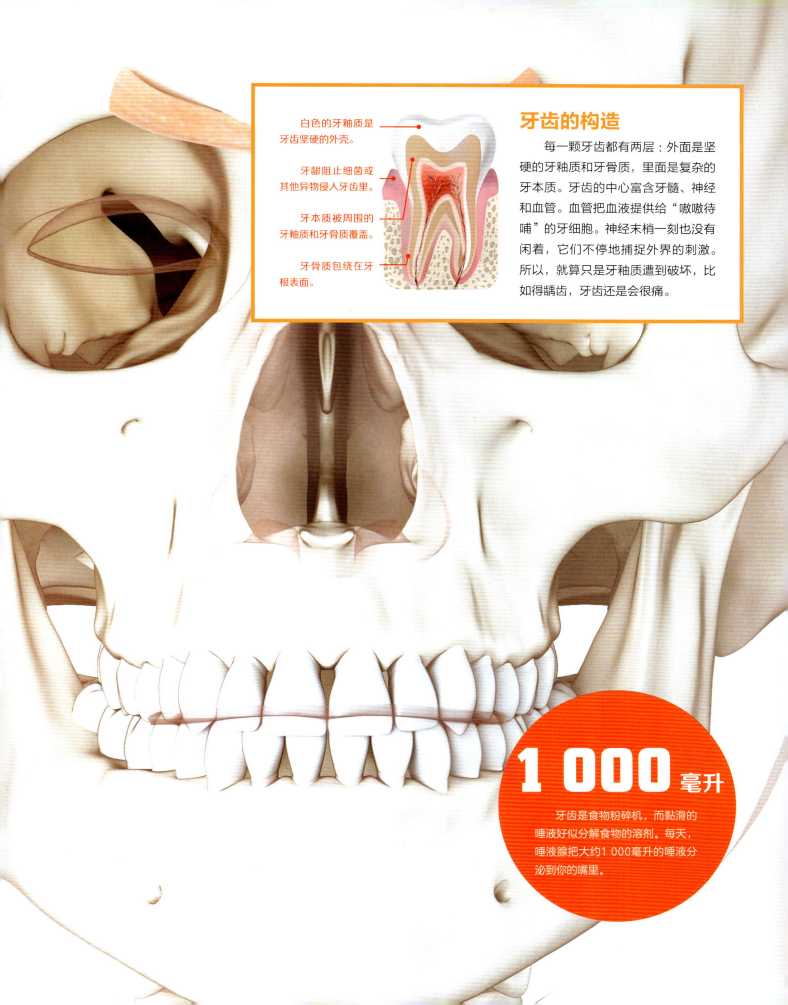

消化道之旅

食物在嘴巴里停留的时间非常短暂，它们被牙齿碾碎后，经由咽进入食管中，紧接着，抵达黑黢黢的胃。胃里晃荡的胃液一口“吞噬”掉这些食物，将它们搅拌得更碎、更小。很快，食物成为一堆黏稠的食糜。它们在胃里待上 3 小时，然后去往下一个目的地——小肠。小肠足足有 5 米长，食物花上 3 小时，才走完大约一半的路程。再继续游走 2 小时，食物到达大肠。它们被大肠浓缩，最后变成粪便，离开身体。

500 千克

我们每天吃掉大量的食物，让“身体机器”保持正常运行。一年之内，一个成人需要吃的食物超过500千克，这几乎有一辆小汽车的一半那么重。此外，成人一年还需要喝大约700升水，这些水足够装满3个浴缸。

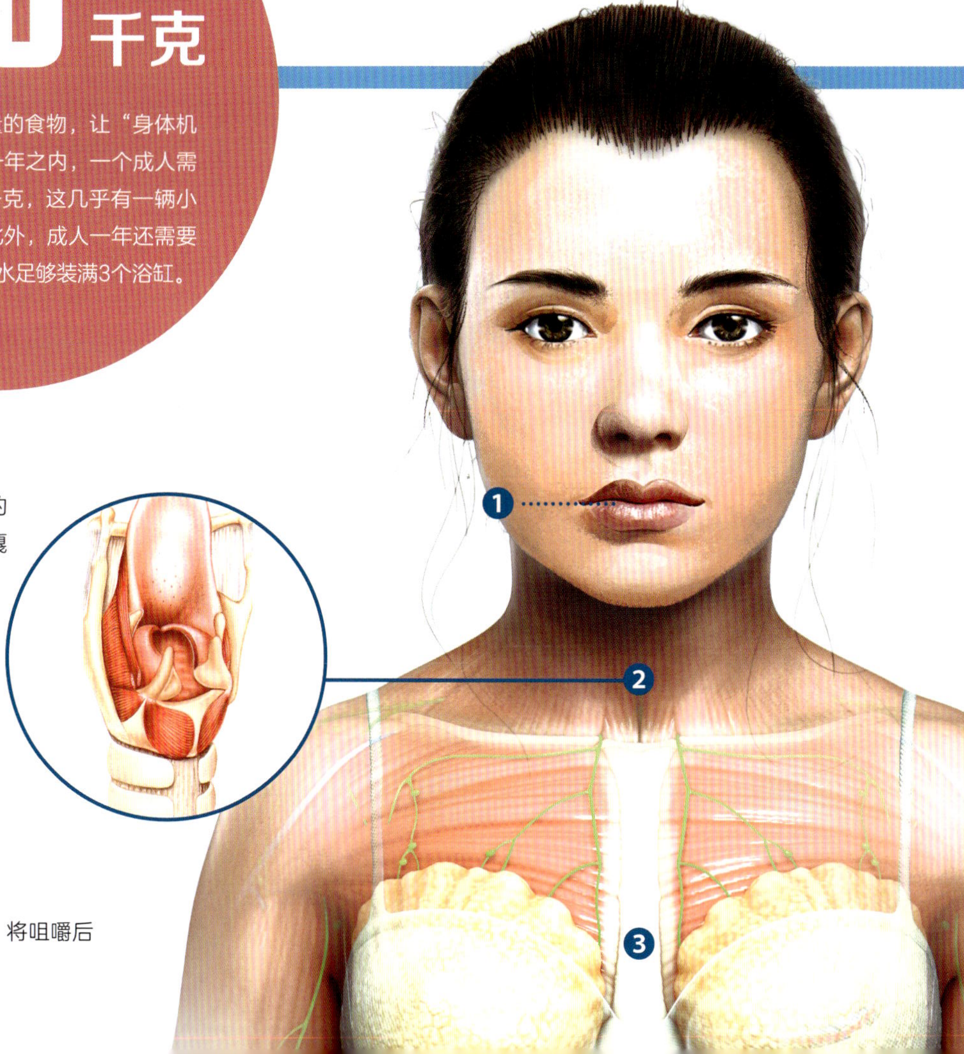

❶ 口　腔

当食物进入口中，口腔里的“食物粉碎机”开始“嘎吱、嘎吱”地运行，将食物分解为较小的颗粒。

❷ 咽

咽连接着口腔和食管。

❸ 食　管

发达的食管肌肉用力蠕动，将咀嚼后的食物安全运送到胃中。

消化通道

香甜可口的食物最后变成了臭烘烘的粪便，却丝毫不觉得委屈。因为，在消化通道里走一遭，食物释放了自己的养分，给身体贡献了足够多的能量。消化通道是长长的消化管，有 9 米长，它串联起口腔、咽、食管、胃、小肠、大肠和肛门。沿着消化通道，分布有不少神奇的加工驿站：唾液腺、胰、肝和胆囊。食物并不和它们直接打照面，却可以获得它们分泌的消化液。这些消化液被排入消化管中，触发、加快、控制或参与一些反应，把食物养分中很小的碎片再分解得更小，以便运送给所有的细胞。

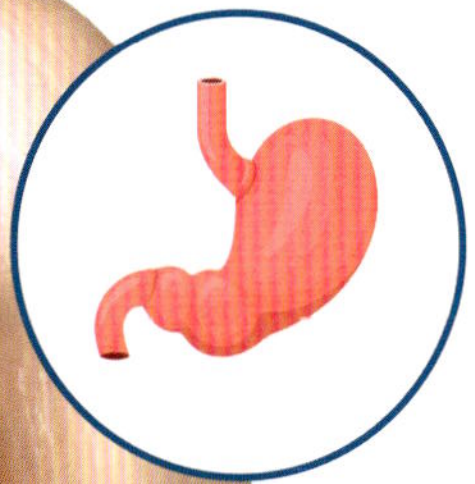

❹ 胃

胃不停地挤压和搅拌食物，胃液中的酸和胃腺释放的酶分解蛋白质和脂肪，将其转变为氨基酸和脂肪酸。当没有食物造访时，胃就会发出“咕咕”的声音，这是它在“抱怨”了。

多才多艺的肝

肝不仅体形庞大，还十分能干。来自小肠的营养物质一旦抵达这里，肝便开始忙碌起来，将它们再次加工和转化。肝是营养供给的中转站，如果吃得太饱，多余的养分会变成糖原，存储在肝里。

平时，肝会分泌一种浓稠的液体——胆汁，这种液体可以把脂肪变得更小，多余的胆汁被储存在胆囊里。此外，肝还擅长解毒——分解血液里的有毒物质。

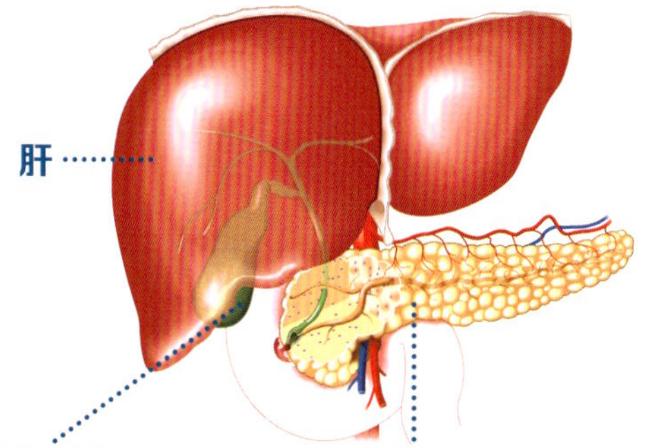

胆　囊

胆囊储存并浓缩胆汁，协助消化脂肪。胆汁还能中和胃里的酸性液体，让进入小肠的食物养分变得温和。

胰

胰把胰液排入小肠来帮助消化。胰液里含有消化糖类、脂肪和蛋白质的重要消化酶。

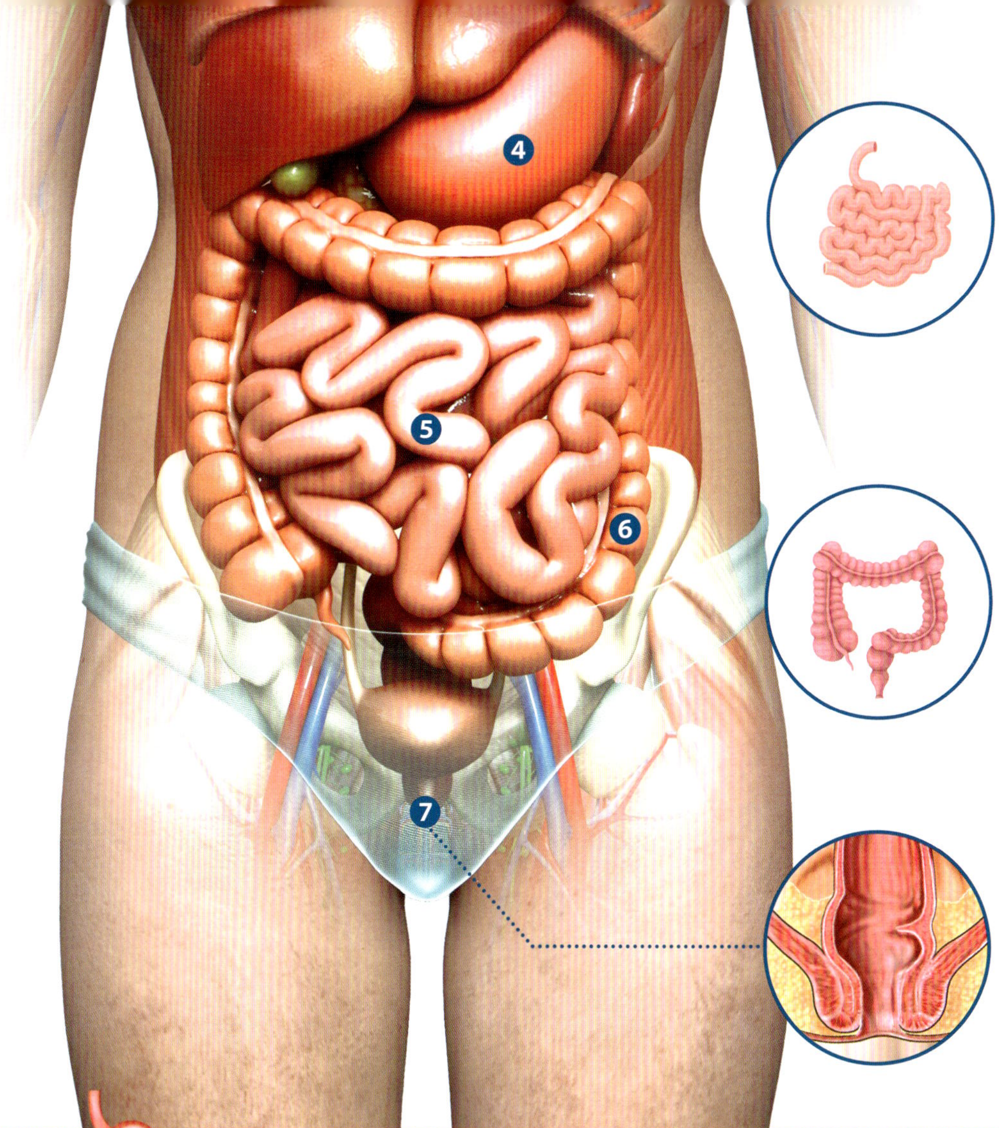

❺小　肠

这里的景色光怪陆离，400万根小肠绒毛紧紧地挨在一起，食物可以任意驻足。在小肠中，食物被转化为人体可以吸收的养料，随后进入到血液之中。

❻大　肠

这里驻扎着很多健康卫士——肠道细菌，它们在免疫系统中担负重任，还能消化分解小肠排出的纤维等残余物。最后，液体食糜被浓缩成食物残渣。

❼肛　门

大肠内的食物残渣形成粪便，由肛门排出。这时，食物的旅程结束了，它们也总算是完成了自己的使命！

小肠里的“地毯”

发育良好的小肠绒毛就像一块厚厚的地毯，表面密集排列着许多柱状上皮细胞，每个细胞上又长着很多微小的突起。这种层层叠叠的结构令小肠内的表面积大大增加，从而让小肠可以与食物充分接触。

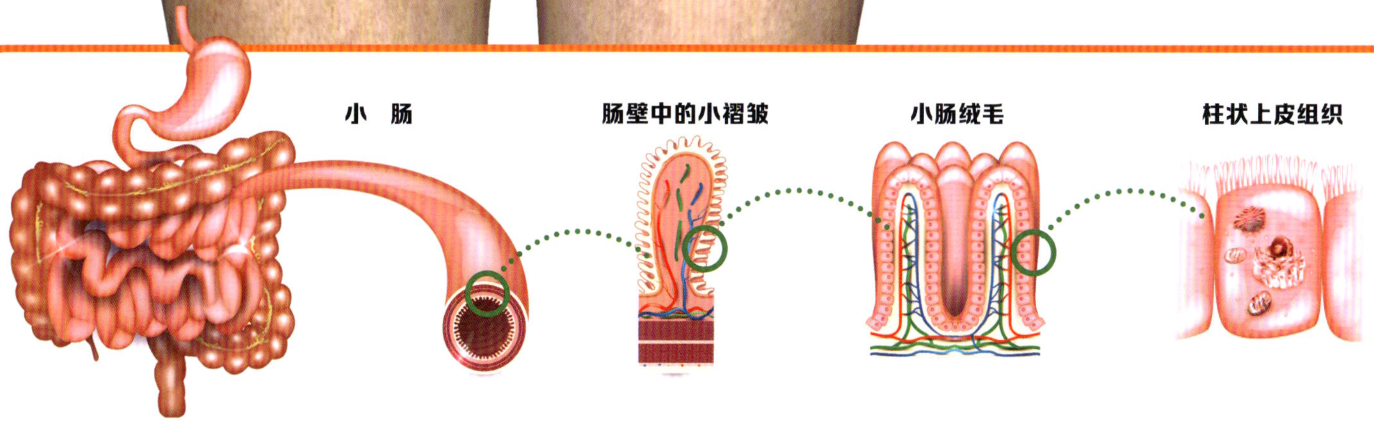

消失吧，废弃物！

我们每天为身体补充足够多的食物，可是，身体不一定能把它们全部消耗掉，废弃物就此产生。就像肺可以排出身体不需要的气体一样，大肠可以排出食物中的残渣，而肾可以过滤血液中的废弃物，废弃物最后随尿液排出。

粪便从哪里来？

食物历经了消化道的奇妙旅程，尽管疲惫不堪，却终于贡献出几乎所有的养分，心满意足地成为一堆“软泥”。这时，它们有了一个新的名字——粪便。在大肠里，环肌每30分钟收缩一次，把粪便压紧，形成小团；纵肌交替着收缩和舒张，把小团往前推进；降结肠的肌肉有力收缩，把粪便推到直肠。这段消化旅程十分缓慢，以便压干粪便内所剩无几的水分。

在盲肠的下端，一段7～8厘米长的小“尾巴”伸出来，形似蚯蚓，它就是阑尾。厚厚的阑尾壁上布满了淋巴组织，能助人体免疫一臂之力。但细小的管腔分外娇弱，一不小心就会发炎。一旦阑尾闹起“急脾气”，你的腹部就会隐隐作痛。这时，医生可能会建议你切除阑尾。

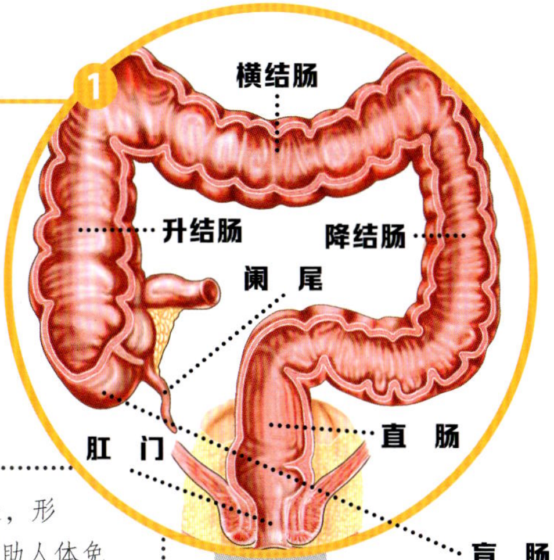

大肠的第一段是盲肠。

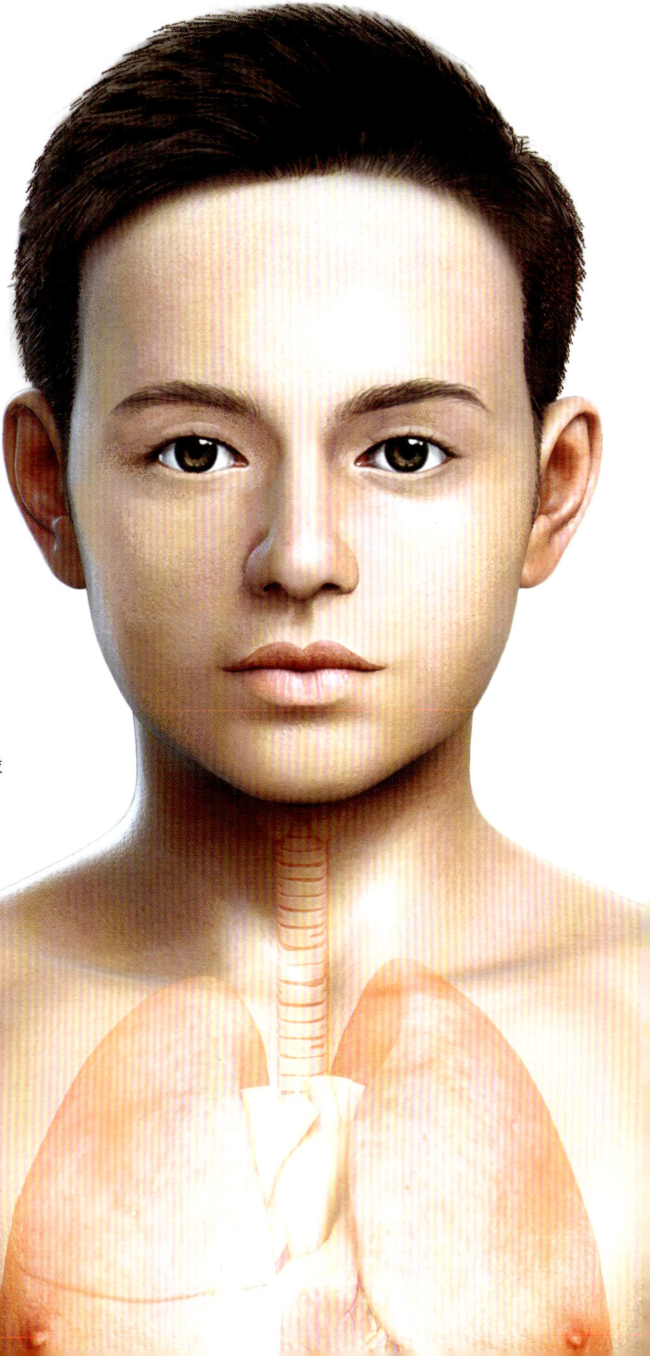

扑通！扑通！

如果你感到肚子痛，你也许是想大便了！身体废弃的食物残渣在大肠的末尾处集结，当那儿被堆积满了，直肠将信号发送至你的大脑，告诉你要赶紧去找厕所。肛门内的括约肌随时待命，一切准备就绪后，粪便被推向肛门外，“扑通”一声掉到马桶里。

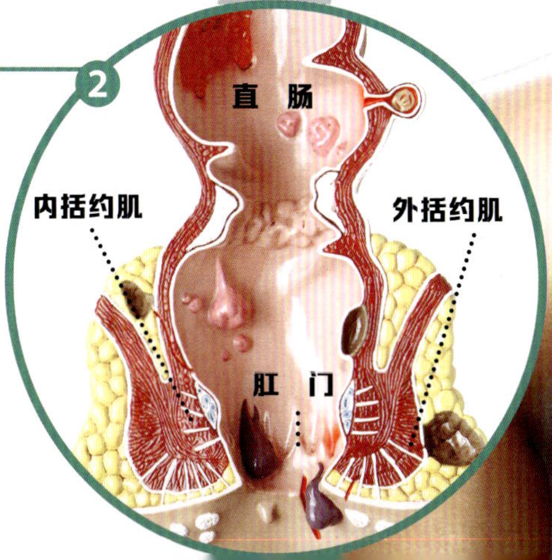

消化过程还会产生废气，这种难闻的废气通过肛门排出，有时还会发出响亮的声音，俗称放屁。

尿液从哪里来?

血液不知疲倦地流动，到达肾这座超级驿站，才决定做短暂的停留。在肾里，血液放松下来，任自己钻入一个个细小的管道内，等待被肾里密集排列的“机器”净化处理。肾像一座大型的污水处理厂，它把血液里的废弃物提取出来，又把干净的血液送回去。处理之后的废水变成了淡黄色的尿液，里面混着毒素与盐分。

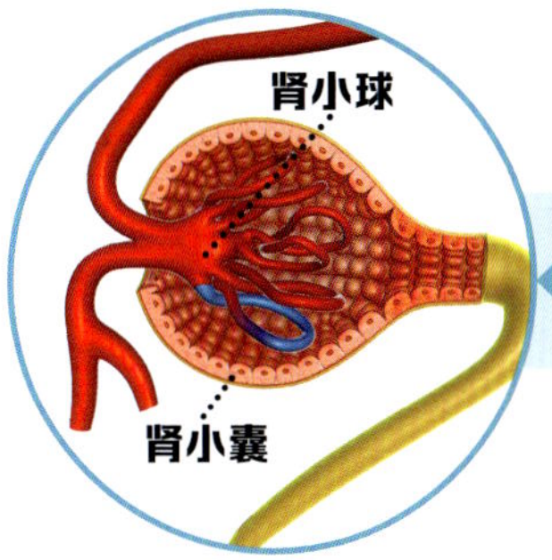

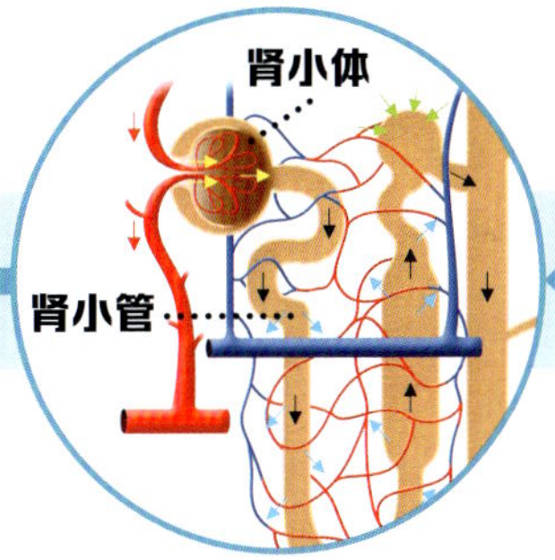

过滤专家：肾小体

血液抵达肾皮质后，经过肾小球的充分过滤，剩下的液体不再含有血细胞和大分子物质，只剩下一些水分和小分子物质。这些液体首先停留在肾小囊里，这时它们还是原尿。

加工能手：肾单位

肾内结构分为肾皮质和肾髓质两种，肾皮质里面交织着许许多多的肾单位。肾小管盘旋在其中，原尿经由弯弯曲曲的肾小管输送，被浓缩和加工，成为真正的尿液，汇流到肾盂里，最后由输尿管排出。

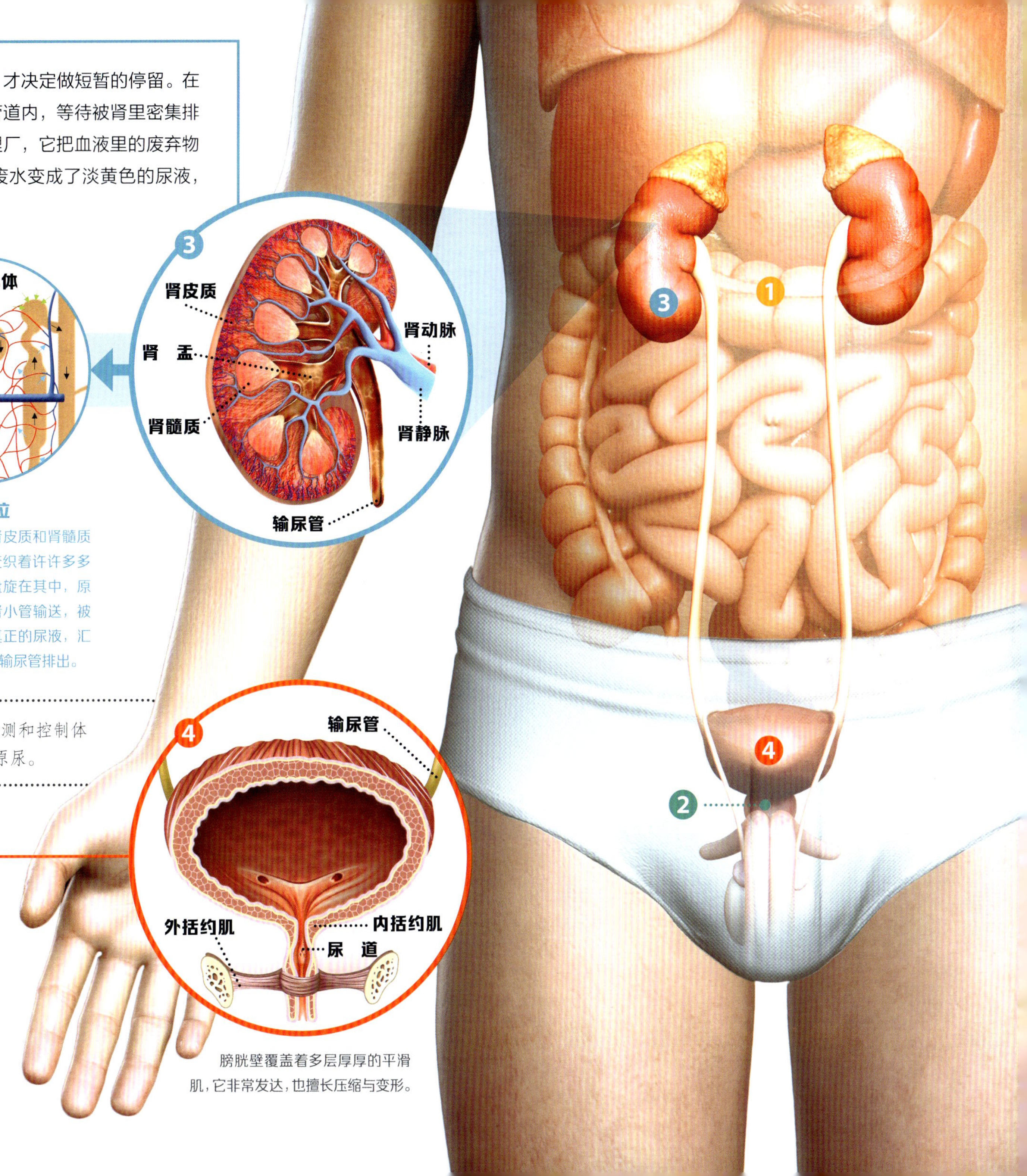

肾这座大工厂不仅负责处理废水，还可以监测和控制体内的水量。一旦发现水量过多，它就会生产更多原尿。

哗啦！哗啦！

尿液抵达膀胱后，会被储存起来。膀胱好似一个富有弹性的水球，收缩自如。平时，膀胱下开口的括约肌紧紧闭合，以免尿液漏出。当尿液过于充盈，膀胱壁上的神经元立刻发出信号。括约肌马上变得松弛，尿道随之打开。紧接着，膀胱壁的平滑肌会有规律地收缩，挤压膀胱内的尿液，这时尿液就会“哗啦、哗啦”排出体外。

膀胱壁覆盖着多层厚厚的平滑肌，它非常发达，也擅长压缩与变形。

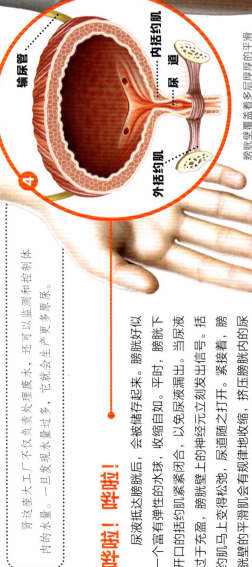

神奇的激素

你的身体里飞奔着许多电信号，它们由脑发出，沿着神经网络传遍全身。还有一个系统也可以传送信息，那就是内分泌系统。在这个系统里，一种“奔跑”在血液里的化学物质——激素（旧称荷尔蒙）成为传递信息的介质。

知识加油站

下丘脑、垂体和其他内分泌腺体形成了一套精密的协作机制。比如，当你紧张时，下丘脑将收集来的电兴奋转化成化学指令，发送给垂体，垂体分泌激素“召唤”肾上腺，“赶紧干活啦！”很快，一大波肾上腺素被分泌出来。

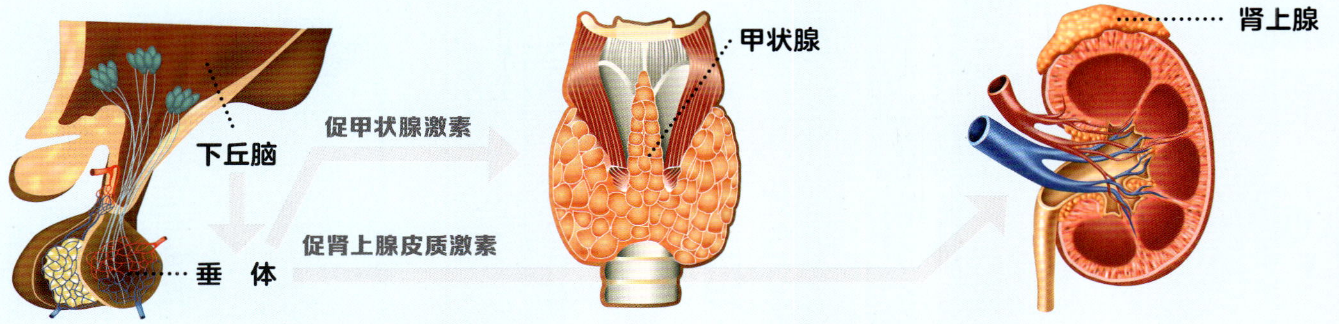

兢兢业业的垂体

进入青春期后，你体内分泌旺盛的性激素开始强烈刺激垂体，催促它分泌更多的生长激素。于是，身体会生长得非常快。不过，这个时期不会持续太久。当你进入成人期，垂体就不再兢兢业业地分泌生长激素了。极少数人的垂体过于活跃，他们会不停地长高，身体看起来非常高大，这就是巨人症。

爱发脾气的甲状腺

人体最大的内分泌腺体——甲状腺居住在颈部。棕红色的甲状腺分为左右两叶，看上去类似字母“H”。你每天摄入的含碘食盐沉积在甲状腺里，等待着参与甲状腺素的合成工作。如果甲状腺素分泌不足，身体将难以正常生长发育。甲状腺素太多了也不行，你的脖子会变粗，还变得爱发脾气。

会飙升的肾上腺素

如果你即将迈入考场，或是看到恐怖画面，你也许会立刻紧张起来。心脏“扑通、扑通”加快跳动，呼吸变得深沉和急促，瞳孔不由自主放大，甚至突然尿意十足。这一切都是肾上腺素在作怪。肾上腺素游走在血液里，径直抵达心脏、汗腺、膀胱……

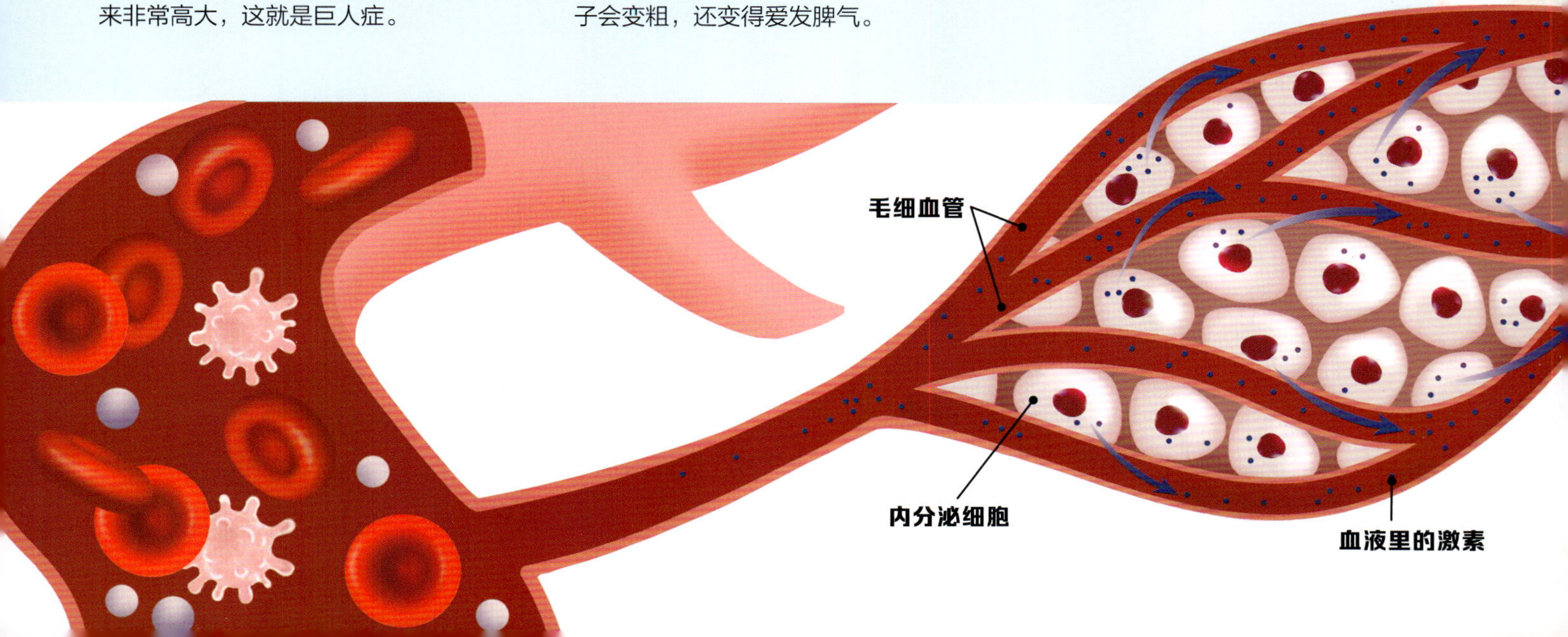

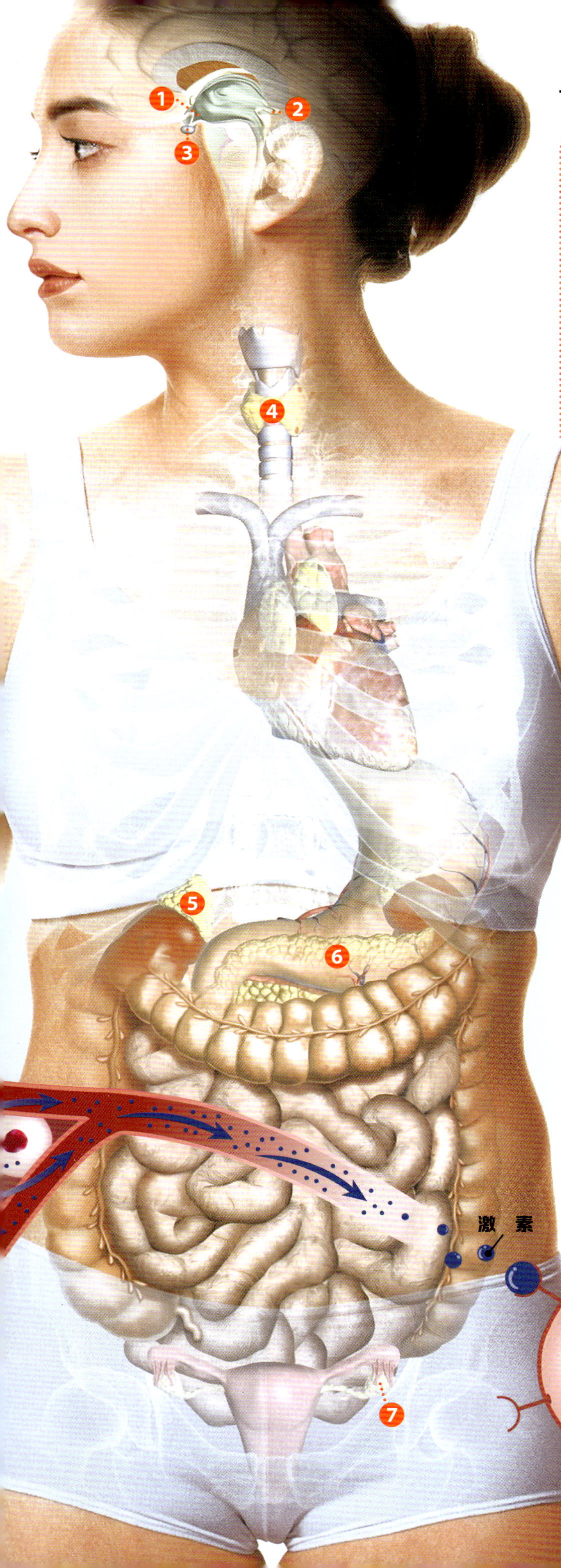

人体主要的内分泌腺体

❶ **下丘脑**：下丘脑和垂体一起，控制着其他腺体的活动。

❷ **松果体**：它可以产生一种被称为褪黑素的激素，有助于你夜间的睡眠，并在早晨唤醒你。

❸ **垂体**：尽管只有豌豆那么大，垂体却至关重要——它分泌的生长激素可以帮助你长高，此外它还能分泌其他多种激素。

❹ **甲状腺**：甲状腺分泌甲状腺素，它可以影响细胞将糖类转化为能量的速度。

❺ **肾上腺**：如果受到惊吓，或遇到危险，肾上腺素会让你心跳加速、变得敏捷。

❻ **胰**：胰负责分泌胰岛素和胰高血糖素，让身体恰到好处地利用糖类，以免血糖过高或过低。

❼ **卵巢**：女性才有卵巢，它分泌雌激素，帮助维持女性特征。

睾丸：男性才有睾丸，它分泌雄激素，帮助维持男性特征。

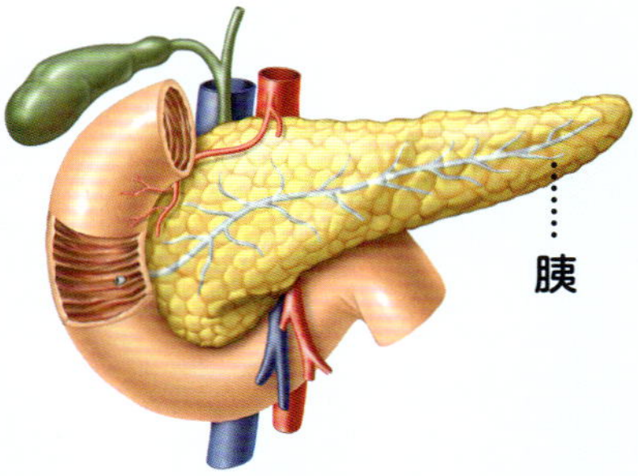

血糖调控师

过去，医生通过“品尝”患者的尿液，可以大致判断出他是否患有糖尿病。这是因为糖尿病患者的血糖浓度过高，超过肾的处理极限，糖就跑到了尿液里。儿童糖尿病的产生，常常是由于体内的胰工作不积极，它们不再分泌足够多的胰岛素。这时，血液里的糖类就难以被细胞吸收，而游离在血液中，糖尿病患者只好通过注射胰岛素来治疗。

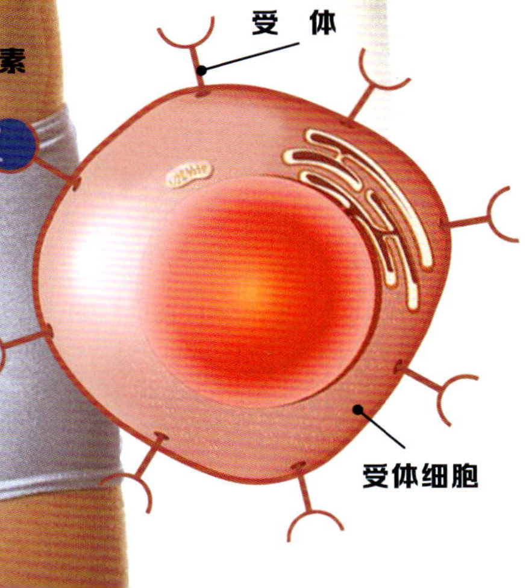

激素从哪里来？

激素与体内的种种活动息息相关，它们携带着各种信号，被精准地投放给其他细胞，从而影响你的生长发育。脑部、颈部、腹部等处分布着不同的内分泌腺体，释放激素是它们最引以为豪的工作。此外，心脏、胃、肠道等器官也可以分泌激素。

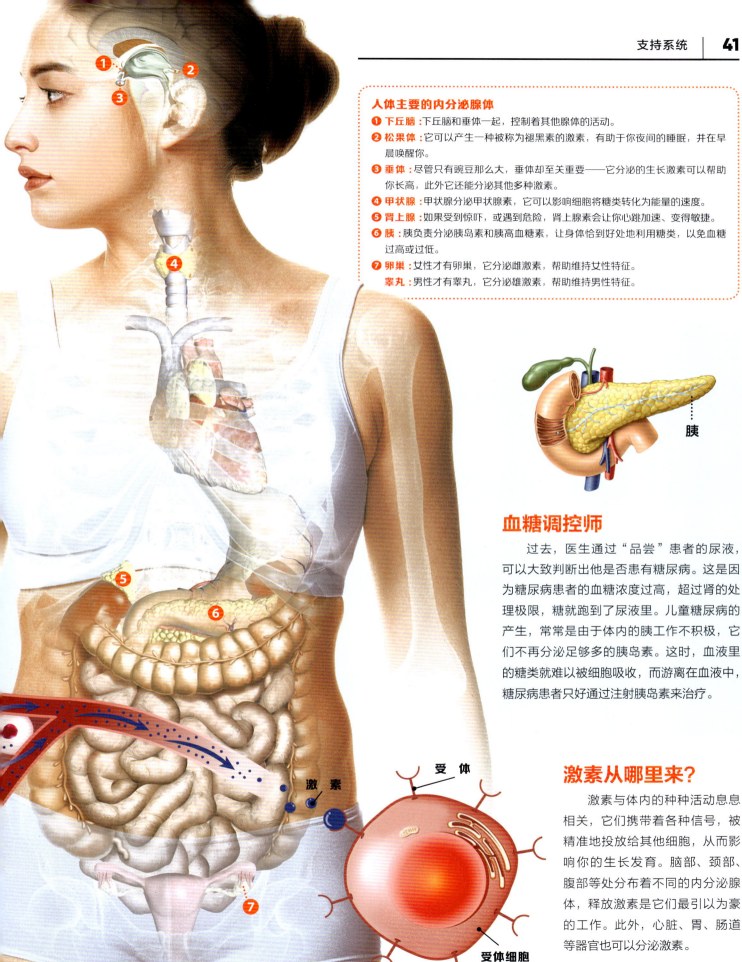

柔软的皮肤

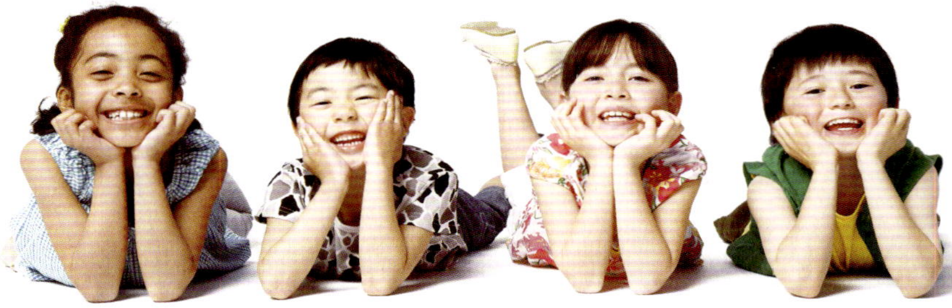

人体最大的器官——皮肤酷似一件铠甲，保护着你的肌肉、骨骼和内脏。它把病菌挡在身体外面，也把有害的光线过滤掉。它让我们感知周围的环境，维持恒定的体温。这件了不起的铠甲其实非常薄，最厚的地方是手掌和足底，大约有 4 毫米厚，眼睑的皮肤只有半毫米左右厚。

肤色为什么不同？

皮肤颜色的深浅是由表皮内黑色素的多少决定的。表皮内有一种长着多个“触角”的黑色素细胞，这些细胞产生的黑色素是一种褐色的自然色素。黑色素能够吸收和散射紫外线，避免皮肤深层被过强的阳光损伤。住在赤道附近的人，皮肤内的黑色素更多，所以皮肤看上去更黑。

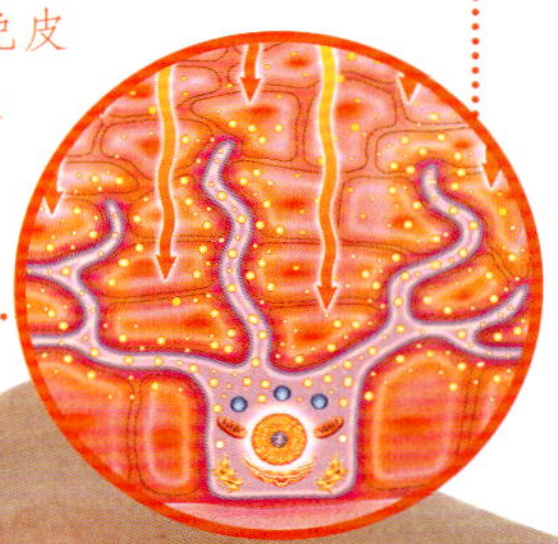

毛发和指甲

毛发、指甲从皮肤里长出来，是已经死去的细胞。这些细胞中含有丰富的角蛋白，质地非常坚韧。头发、胡须、眼睫毛、汗毛……这些都是毛发。覆盖在你手指和脚趾末端的指甲，保护着你娇嫩的皮肤。

指　纹

你的手指内侧末端覆盖着细小的沟槽，可以让你更好地抓住物体。每个人的指纹都是独一无二的，所以警察常常利用指纹来鉴定罪犯。

指　甲

指甲由许多角质细胞构成，它从甲根里生长出来，平均每星期要长1毫米。指甲下面的指尖细胞布满了神经末梢，因此那里非常敏感。

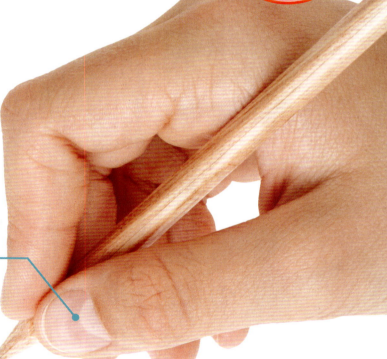

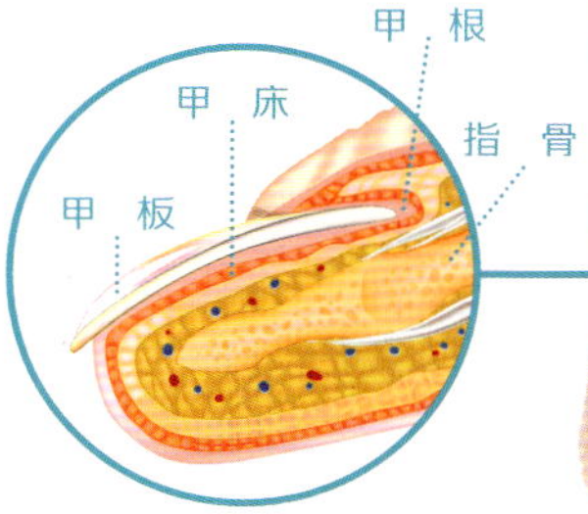

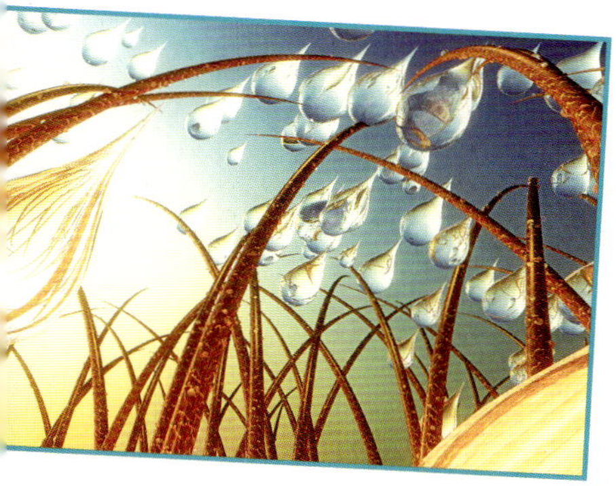

体　毛

细小的汗毛覆盖着你身体的大部分区域，眉毛和眼睫毛附着在你俊俏的脸上，它们都属于毛发。不同毛发的生长期跨度各不相同，头发的寿命一般为2～7年，眉毛的却要短得多。

知识加油站

如果皮脂腺分泌物过多，造成毛囊堵塞，细菌就会在其中繁殖。白细胞“闻讯”前来，攻击这些细菌，于是毛囊就变红，形成脓液。

皮肤的修复和生长

剪头发和剪指甲时，你一点也不觉得疼，擦伤皮肤却容易感觉疼痛，还可能会流血。不过，皮肤有出色的自愈能力。流血的时候，血液迅速凝固，堵住伤口。紧接着，真皮内的特殊细胞会编织一张纤维网，取代不密实的血凝块。然后，血液里的细胞和表皮细胞迅速抵达损伤部位，一起修复和重建皮肤的各层结构。最后神经组织登场，受伤的皮肤很快便能恢复如初。

❶表　皮

表皮是暴露在外面的那一层，你看得见、摸得着，它由紧密排列的几层鳞状细胞构成。表皮下层的细胞老化后，会向上层“攀爬”，一直到最上层，这时它们已经耗尽所有的力气。很快它们就会脱落，成为皮屑，离开人体，而表皮下层又有新的细胞生长出来。几乎每隔几个月，你的身体就会换上一层新的表皮。

10万根

从头皮冒出来的头发是一种特别的毛发，有大约10万根那么多。

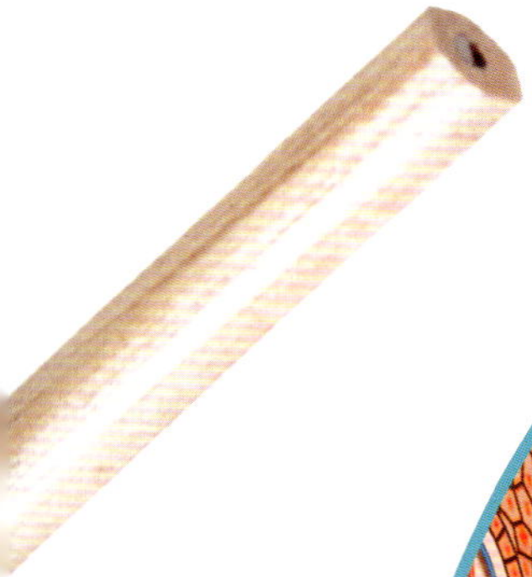

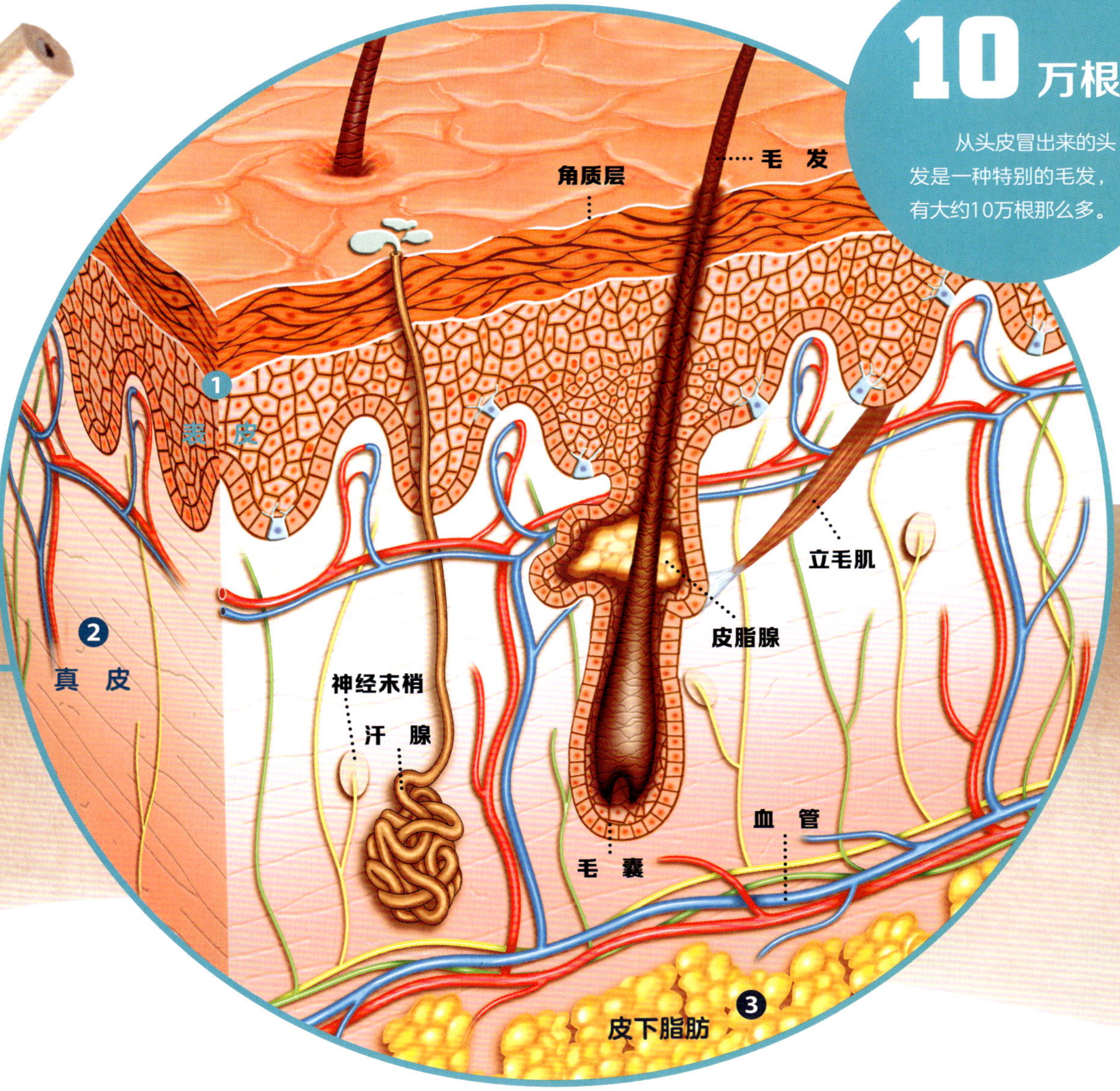

❷真　皮

表皮的下面是真皮，真皮层热闹非凡：汗腺分泌稀薄的汗液，带走身体的热量。皮脂腺分泌黏稠的物质，让皮肤变得柔软。毛发从毛囊里伸出来，穿过表皮露出体表。如果你突然感到寒冷，一旁的立毛肌会牵动毛发，让它们立起来，形成鸡皮疙瘩。神经末梢广为分布，有的藏在真皮深层，有的伸至表皮下方，有的甚至伸到表皮里，形成乳头状突起。它们忙忙碌碌，负责感知温度的变化，接受体表的按压……

❸皮下脂肪：巨大的保护垫

在皮肤下面，大量脂肪细胞聚集在一起。它们织成一张厚厚的毛毯，保护你的身体，缓冲外界的撞击，而且，也十分保暖。如果你长期营养过剩，身体里的脂肪消耗不完，它们将黏附在你的皮肤下，日积月累，你会慢慢变得肥胖。

男孩女孩不一样

你班级里的男孩和女孩，也许现在还看不出明显的区别。可是，不出几年的工夫，大家全都会有巨大的变化：男孩的喉咙鼓起一个尖“包”，声音也突然变得低沉；女孩的胸部慢慢变得饱满，骨盆也变得越来越宽。没错，大家都会进入一个崭新的时期——青春期。

吹响“号角”

从出生到青春期之前，你的生殖系统一直在“睡懒觉”，它们几乎从不工作。可是，青春期的“号角”一吹响，它们立刻活跃起来。

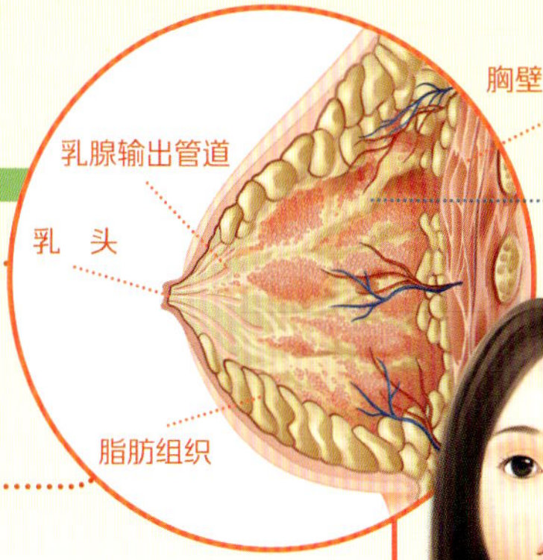

胸壁的肌组织
乳腺输出管道
乳　腺
乳　头
脂肪组织

当胸部微微隆起，女孩开始慢慢向女人转变啦。别慌张，请妈妈帮忙买合适的衣服吧！

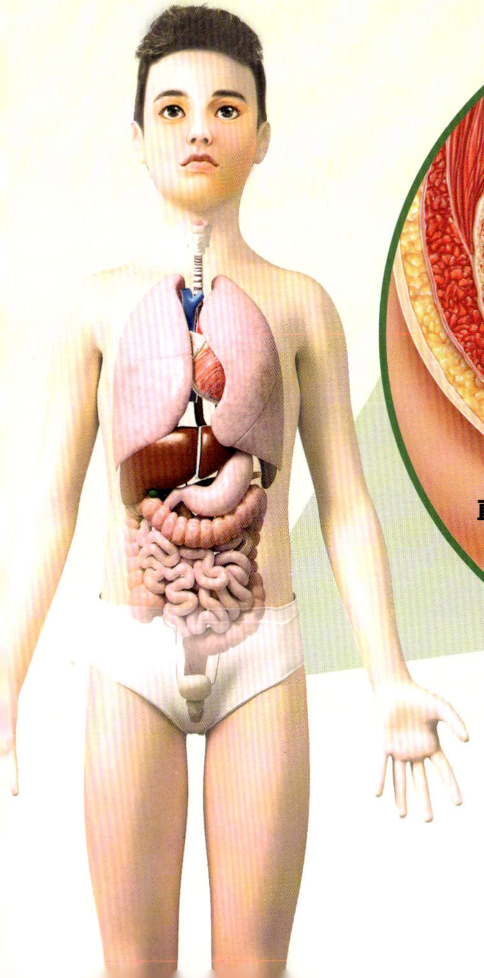

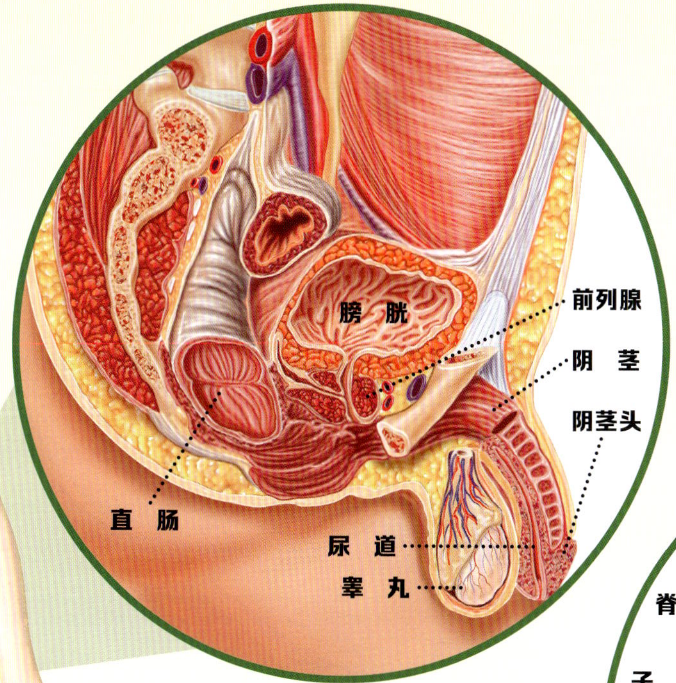

膀　胱
前列腺
阴　茎
阴茎头
直　肠
尿　道
睾　丸

男性的构造

男性的生殖系统完全位于腹腔下方，睾丸和阴茎突出体腔之外，其他部位都隐藏在身体里。和女性不同的是，男性的一部分生殖管道和尿道是共用的。

女性的构造

和男性一样，女性的生殖系统也都位于腹腔下方。不过，女性的生殖器官更加“含蓄”，除了阴唇，其他都藏在身体里。

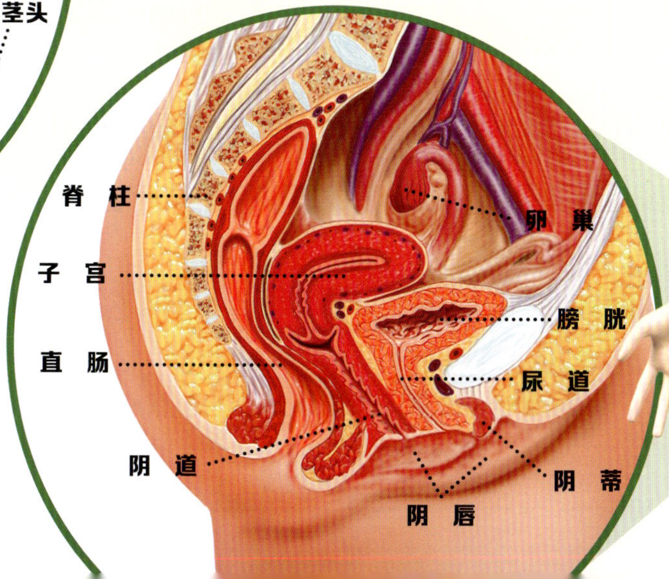

脊　柱
卵　巢
子　宫
膀　胱
直　肠
尿　道
阴　道
阴　蒂
阴　唇

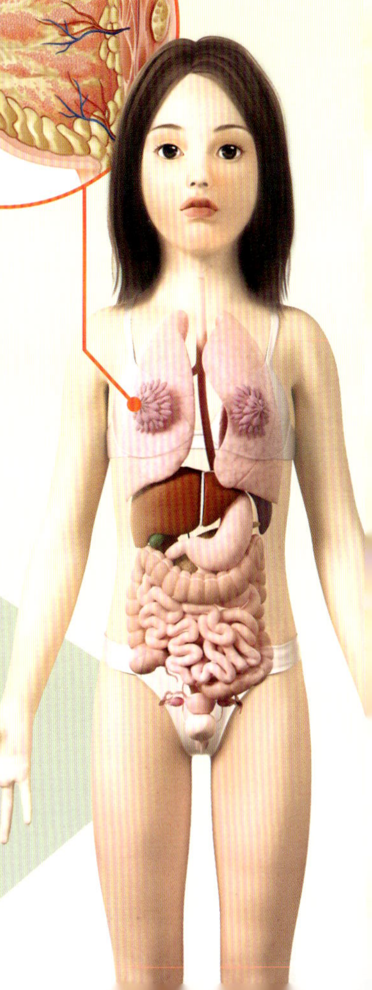

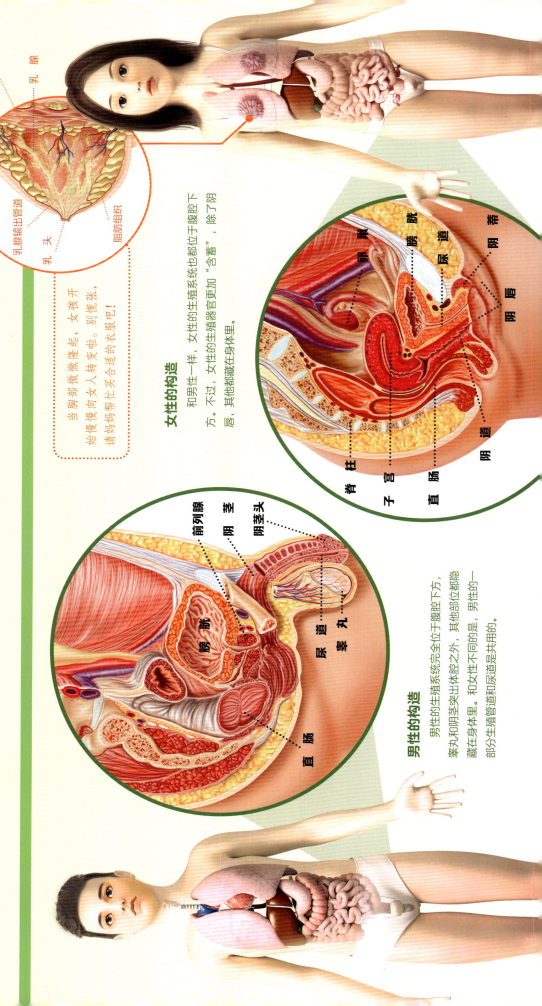

爱“捣蛋”的激素

生殖系统开始批量生产生殖细胞，为繁衍后代做准备；它们还会分泌性激素，维持身体的一些正常结构和活动。性激素由性腺产生，卵巢会分泌雌激素，睾丸会分泌雄激素。有时候，性激素分泌太多也会带来麻烦，比如我们的情绪会像坐过山车那样，起伏不定。我们也不像儿时那样依赖爸爸妈妈，但如果遇到麻烦，他们依然是我们可靠的帮手。

迈向青春期

青春期总会如期而至，通常从 12 岁或 13 岁开始。也有人早一些或晚一些进入青春期，这取决于你的身体打算何时开始改变。一旦进入青春期，从前小不点儿一般的你，很快就会赶上爸爸妈妈的身高。男孩的肌肉变得发达，声带变长，声音也变得低沉。睡觉的时候，精液有可能会从尿道自然流出来。女孩每个月都会从卵巢里排出一颗成熟的卵子，它沿着输卵管移动，一直抵达子宫。途中如果没有和精子相遇，卵子就会随着子宫内膜的表层一起脱落，变成黏稠的混合物，它们完全排出体外要好几天，这也就是我们通常说的“月经”。

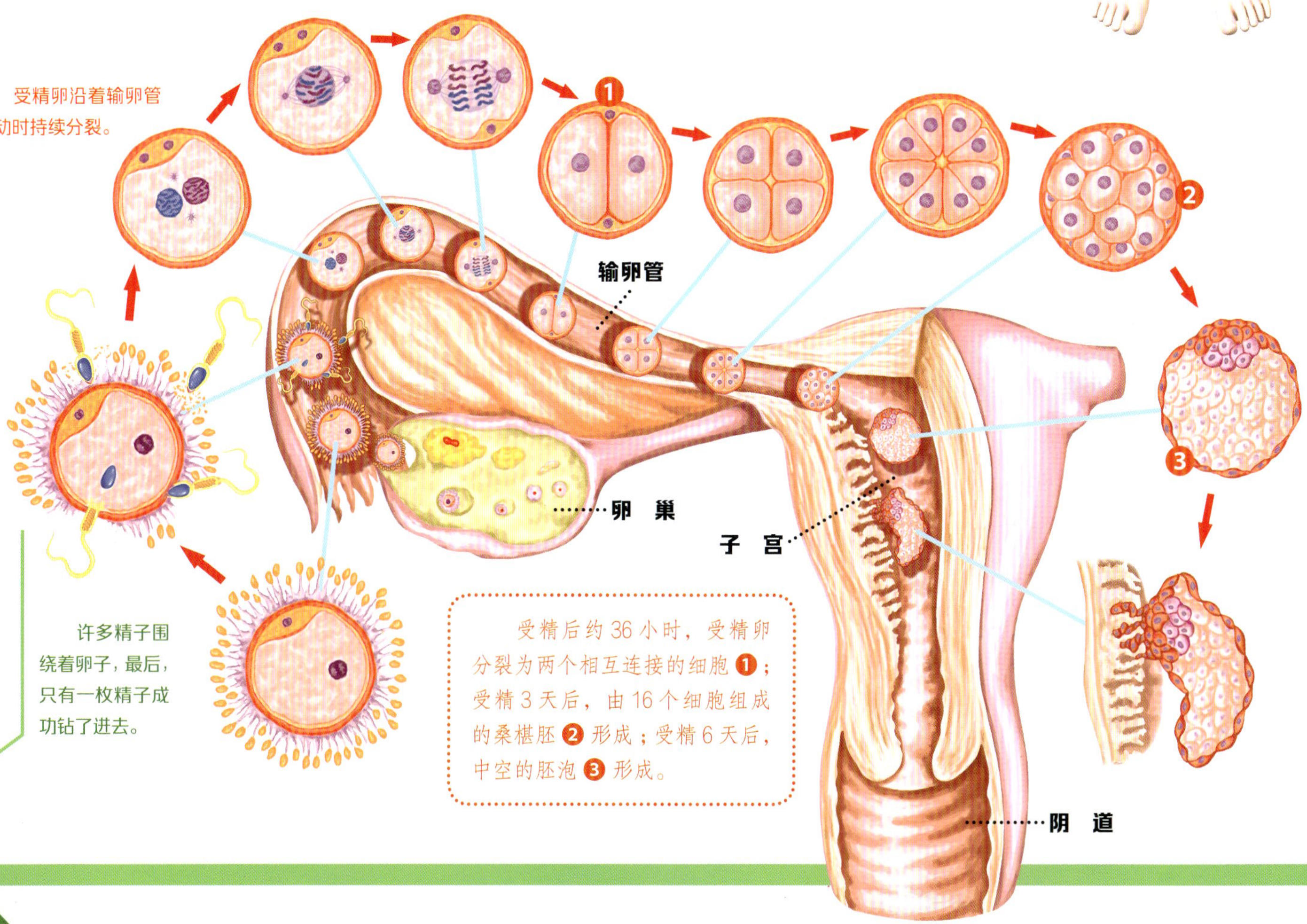

受精卵沿着输卵管移动时持续分裂。

许多精子围绕着卵子，最后，只有一枚精子成功钻了进去。

受精后约 36 小时，受精卵分裂为两个相互连接的细胞 ❶；受精 3 天后，由 16 个细胞组成的桑椹胚 ❷ 形成；受精 6 天后，中空的胚泡 ❸ 形成。

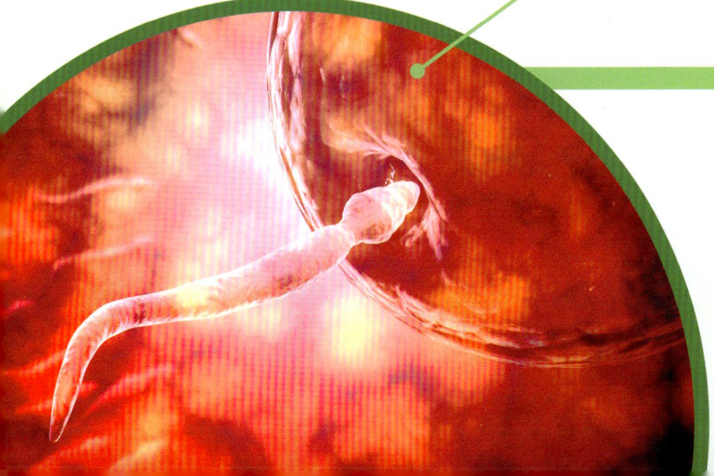

创造奇迹的竞赛

精子是男性睾丸产生的生殖细胞，它们形似蝌蚪，有一个接近椭圆形、顶端尖尖的头部，后面拖着长长的尾巴。借助尾巴的摆动，健康的活精子朝着卵子的方向冲刺。好几百万枚精子参与了这场竞赛，最终，只有一名胜出者。球形的卵子被一层透明带保护起来，直到迎来它最心仪的精子，保护层被刺破，卵子才完成自己的使命——变成受精卵。

生命的旅程

最幸运的那枚精子把头部的遗传物质注入卵子内，两个细胞的遗传物质组合在一起。很快，受精卵开始分裂，最后在子宫安家。经过 40 周的妊娠，婴儿出生了。

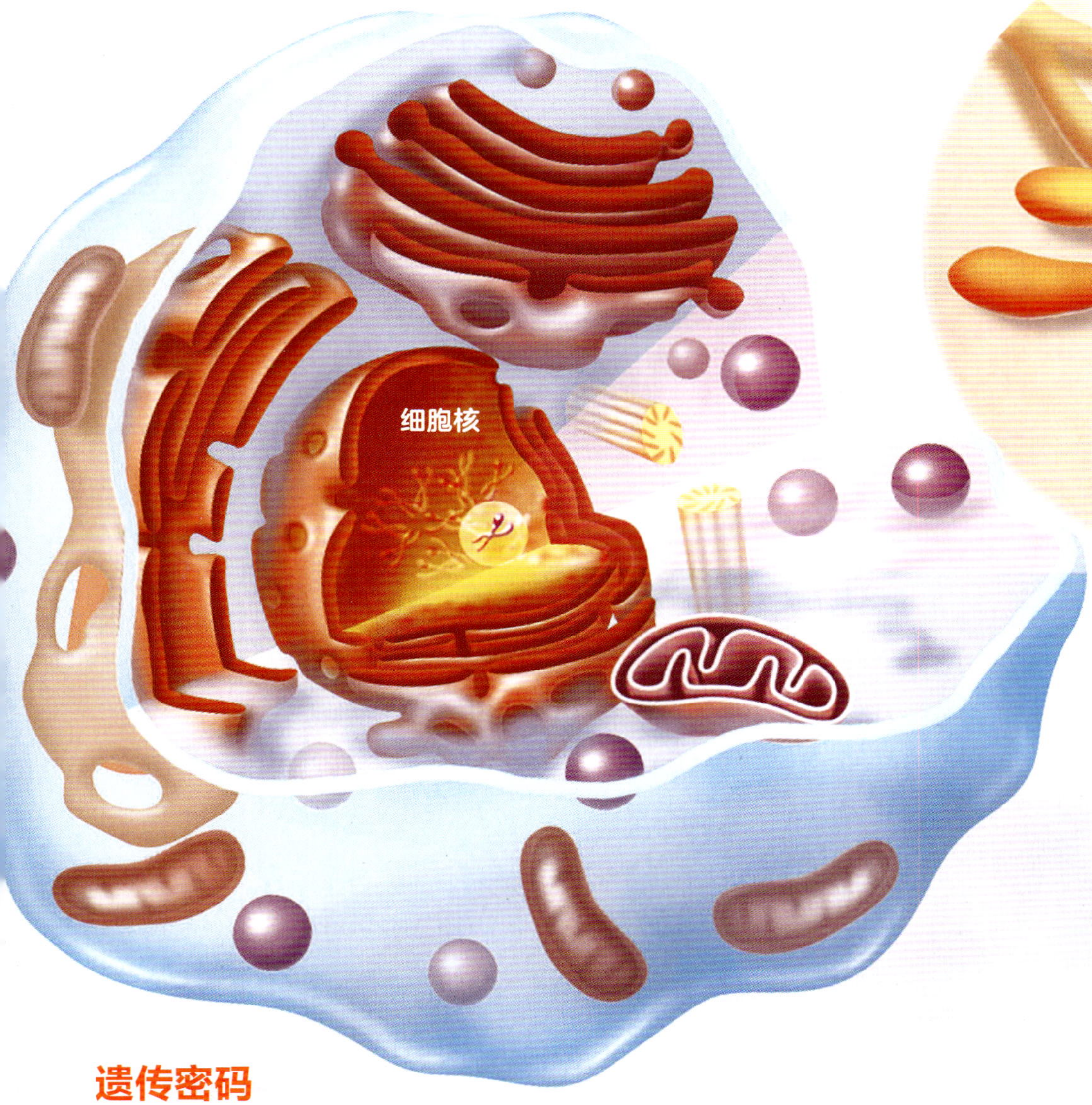

遗传密码

载有遗传物质的结构叫作染色体，它们长期潜藏在细胞核内。身体里每一个体细胞的细胞核内都有 46 条染色体，它们是成双成对的，也就是我们常说的 23 对染色体。这些染色体形态各异，功能也各不相同，它们规划着我们身体的各个部分该“搭建”成什么模样。如果把染色体放大看，你会发现一个非常细、呈螺旋状的“绳梯”，它从头到尾贯穿整个染色体。科学家将这个“绳梯”称为脱氧核糖核酸（简称 DNA），而这个绳梯上的每一级“阶梯”，被称为碱基。

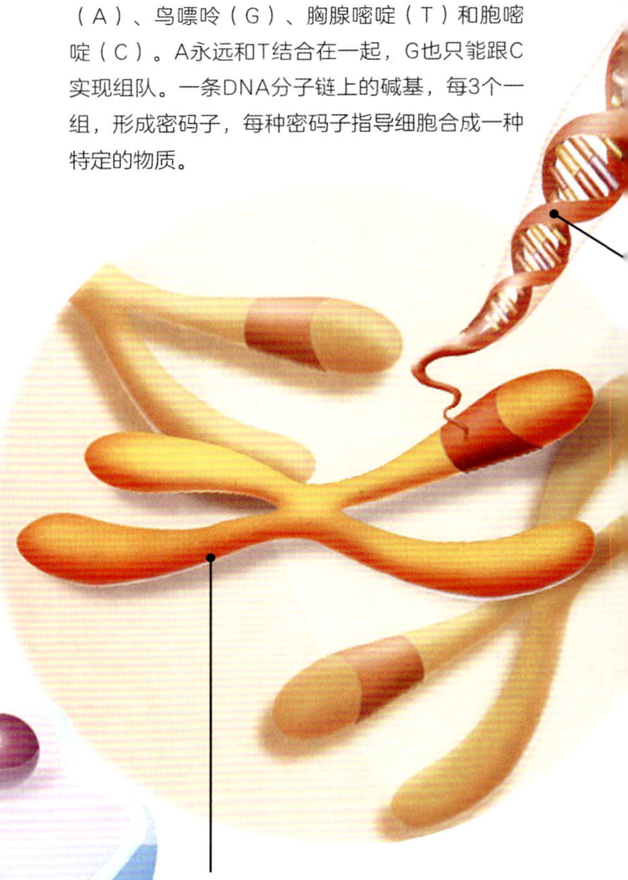

DNA上的碱基

DNA上的碱基有4种类型，分别是腺嘌呤（A）、鸟嘌呤（G）、胸腺嘧啶（T）和胞嘧啶（C）。A永远和T结合在一起，G也只能跟C实现组队。一条DNA分子链上的碱基，每3个一组，形成密码子，每种密码子指导细胞合成一种特定的物质。

染色体

人体内每一个细胞都含有超过2米长的DNA分子，要把它们都存放起来，必须将它们弯曲折叠并挤压在一起。DNA缠绕在特殊的蛋白质上，形成染色体。

知识加油站

如果遇到一对同卵双胞胎，你几乎很难看出他（她）们有何不同。因为他（她）们是由同一个受精卵在分裂过程中变成的两个胚体发育而来的，拥有几乎完全一样的基因。

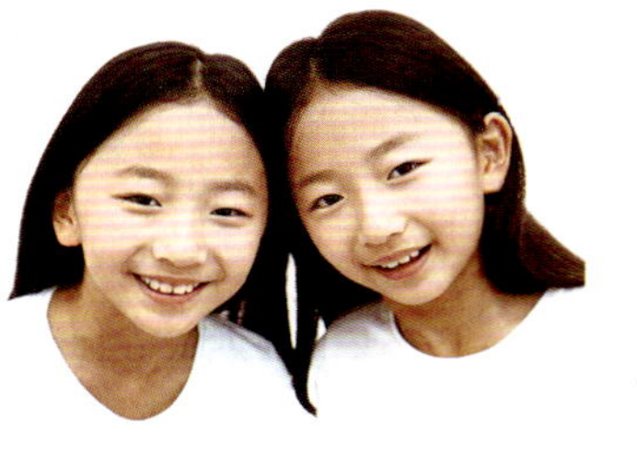

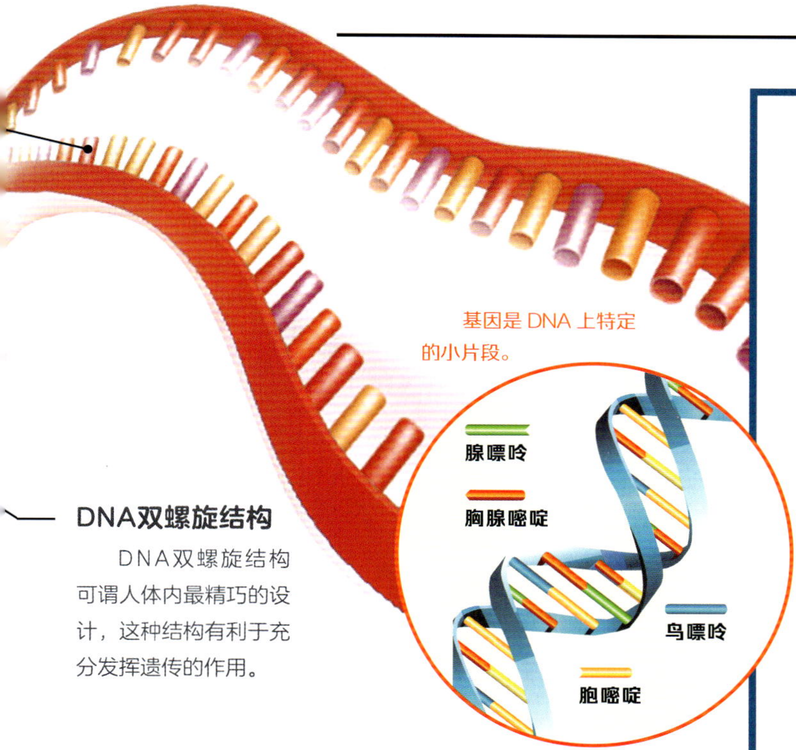

DNA双螺旋结构

DNA双螺旋结构可谓人体内最精巧的设计，这种结构有利于充分发挥遗传的作用。

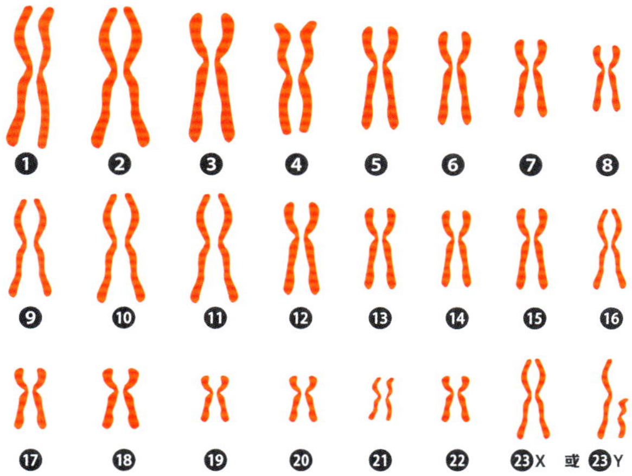

卵子和精子只含有23条染色体，当它们结合在一起，就形成了具有46条染色体的新细胞。也就是说，我们的遗传信息，一半来自爸爸，一半来自妈妈。

胚胎的发育

受精卵载着爸爸妈妈的遗传信息，开始了奇幻之旅。受精卵一边移动，一边快速分裂，最后，在子宫内膜“定居”下来，成为一团小小的胚体。子宫里非常舒适，营养物质和氧气通过胎盘由脐带送到胚体内。在接下来的几周内，胚体长出可以跳动的心脏，可是还没有人的模样。直到受精后第7周起，发育中的小宝宝看起来才是个真正的小人儿了，这个时候就叫作胎儿。胎儿在妈妈的子宫里渐渐长大，并且越来越饱满，也越来越活跃。从大约第20周开始，胎儿的动作变得非常有力，妈妈隔着肚皮也可以感觉到他的活动。

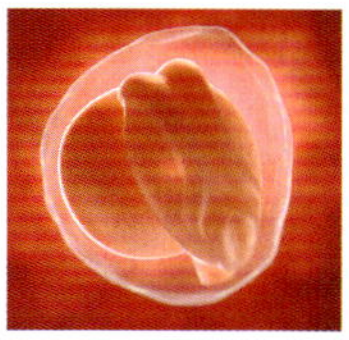
第3周

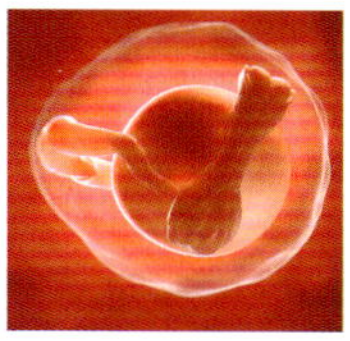
第4周

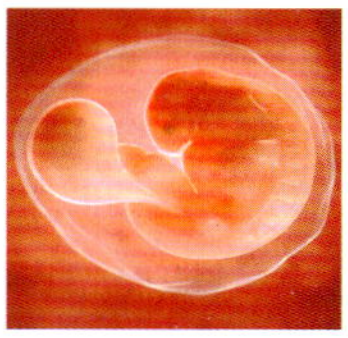
第6周

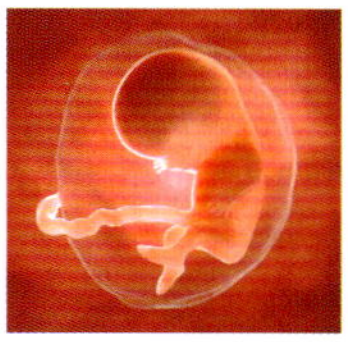
第10周

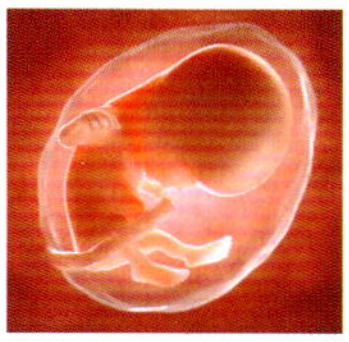
第14周

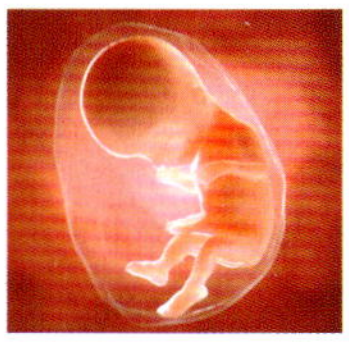
第17周

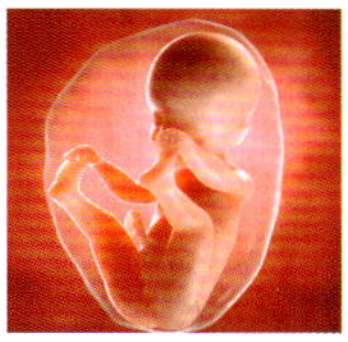
第25周

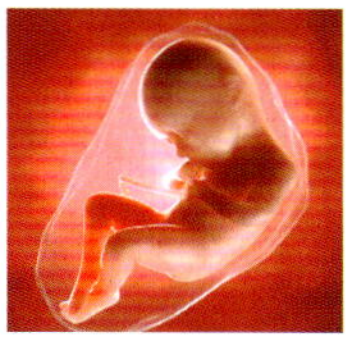
第36周

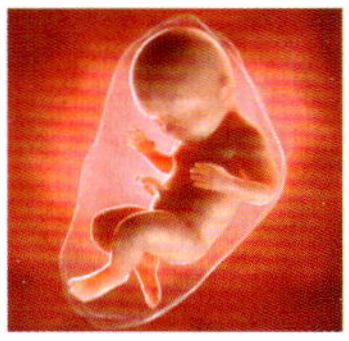
第40周

来到这个世界

到了第28周，胎儿已经接近完全发育，只是个子还小小的。如果意外早产，婴儿依靠外界精心的呵护，也能够存活。到约满40周的时候，胎儿已经迫不及待地想要出生，这个时候子宫会发生强烈的收缩——宫缩，妈妈也会体验从未有过的疼痛——阵痛。很快，胎儿来到世上的通道——阴道被打开，他们往往最先将头探出来，这是胎儿身体最大的一部分。之后，胎儿的整个身子会跟着滑落出来，分娩便算是告一段落了。有些胎儿比较调皮，他们在快要出生的时候，也保持头朝上的姿态，那么，就需要借助手术帮助他们出生。在医生的帮助下，婴儿与妈妈身体连接的脐带被剪断，这时，他们已经成为独立的个体了。

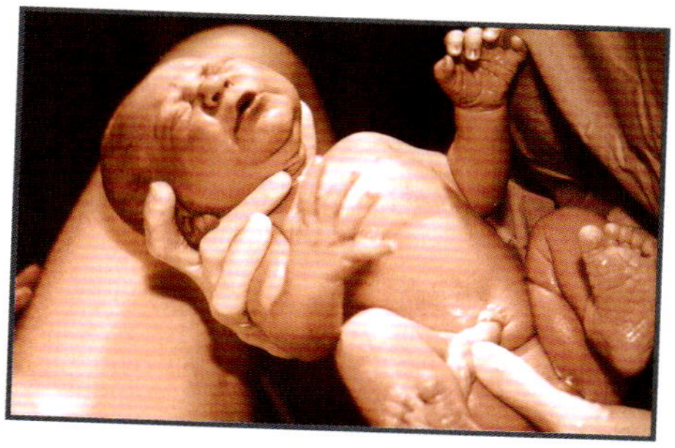
在医生的帮助下，一名新生儿诞生了！

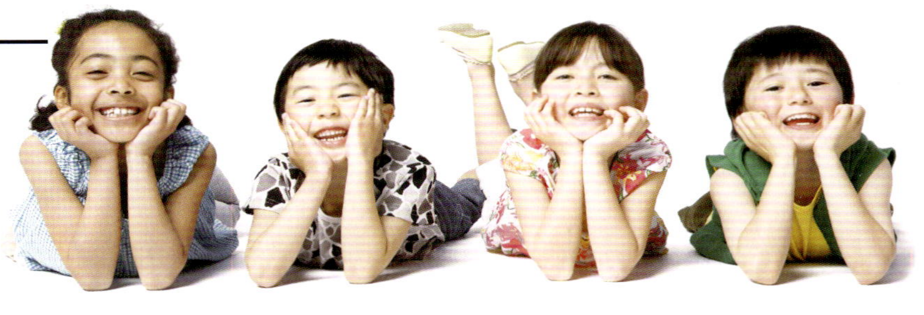

名词解释

白细胞：血细胞的一种，比红细胞大，呈圆形或椭圆形。在机体发生炎症或其他疾病时，血液内的白细胞总数或细胞分类百分比数会发生变化，因此可以用作疾病的诊断分析。

垂体：内分泌器官之一，在脑的底部，体积很小，能产生多种激素，调节人体的生长、发育和其他内分泌腺的活动。

蛋白质：一种生物大分子，可构成细胞的结构，催化细胞内的化学反应，在人体内含量巨大。蛋白质是每天必须摄入的重要营养素，肉类、蛋类、豆制品等都含有丰富的蛋白质。

反射：神经系统感受刺激和做出反应的基本形式。通常由感受器（如感觉神经末梢）、中间神经细胞和效应器（如与运动神经细胞连接的骨骼肌等）构成一个完整的反射弧。

肺：人体的呼吸器官，位于胸腔内，左右各一个，和支气管相连。

肺循环：人和高等动物的血液从右心室射出后，流经肺部的各级血管，再回到左心房的血液循环途径。

肝：一种消化器官，位于腹腔内右上部。主要功能是分泌胆汁，储藏糖原，调节蛋白质、脂肪和糖类的新陈代谢，还有解毒作用。

睾丸：男性生殖系统的一部分，位于阴囊中，呈椭圆形。可以产生精子。

骨髓：填满骨头内部空腔的组织，分为红骨髓和黄骨髓两种。黄骨髓存在于长骨的干部，由红骨髓逐渐被脂肪组织替代而形成，平时缺乏造血功能。成人的红骨髓分布于椎骨、肋骨、胸骨和长骨等的两端。当大量失血后，红骨髓增生，快速产生新的血细胞。

关节：骨头与骨头之间相连接的地方，可以活动。关节有多种类型，运动形式和幅度各不相同。

红细胞：血液中数量最多的细胞。成熟红细胞呈双面凹陷的圆盘状，没有细胞核。红细胞的主要作用是携带氧气，源源不断地供给全身的其他细胞，并带走二氧化碳等气体。

激素：内分泌腺分泌的物质，直接进入血液分布到全身，对机体的代谢、生长、发育和繁殖等起到重要调节作用。它包括甲状腺素、肾上腺素、胰岛素、性激素等。

脊髓：神经信息传递的高速公路，向上与脑连接，向下通过神经系统与各个器官连接，负责把感觉信号传递给脑，并把脑的指令发送给肌肉和腺体。

卵巢：女性生殖系统的一部分，除产生卵子外，还分泌激素促进子宫、阴道、乳腺等的发育。

脑：人体接收感觉信息和发出运动指令的司令部，也是掌控记忆、计划、想象等高级意识活动的器官，还参与调节呼吸、体温等。

皮肤：身体表面包在肌肉外部的器官，人的皮肤由表皮和真皮组成，有保护身体、调节体温、排泄废物等作用。

青春期：通常从12～13岁开始，人体经历的一段发育变化异常迅速的时期。这一时期，在旺盛分泌的激素作用下，身体发育进入出生后的第二个高峰，生殖器官发育加速，男女差异变得明显。

染色体：存在于细胞核中能被碱性染料染色的丝状或棒状体，由核酸和蛋白质组成，是遗传的主要物质基础。

肾：人体的主要排泄器官，分布在脊柱两侧，左右各一个，负责把血液中的有害物质清除掉。肾还能监测血液成分，是身体自动调节功能的重要一环。

肾上腺：内分泌腺之一，位于肾的上端，左右各有一个，分皮质和髓质两部分。髓质分泌肾上腺素和去甲肾上腺素，可以使心肌收缩力加强、心率加快、血压增高和血糖升高。

体循环：人和高等动物的血液从左心室射出后，流经全身各器官组织的各级血管，再回到右心房的血液循环途径。

消化系统：分为消化管和消化腺，前者是食物经过的器官，按顺序依次有口腔、咽、食管、胃、小肠、大肠、肛门；后者是向消化管中分泌消化液的器官，包括唾液腺、肝、胰、胆囊等。

心脏：血液循环的动力泵，从不停止跳动。心脏有4个腔室——2个心房和2个心室，血液从心房流入心室，然后从心室泵出。为防止血液倒流，心脏中有多个只能单向开放的构造精巧的瓣膜。

血液：在心脏和全身血管中循环流动的液态组织，由血浆、红细胞、白细胞和血小板组成。血液可以把养分和激素输送给体内各个组织，收集废物送到排泄器官，也可以调节体温和抵御病菌等。

循环系统：人体内输送血液和淋巴液的器官和管道的总称，包括心脏、动脉、毛细血管、静脉、淋巴管等。

眼球：人体的感光器官，形似球体。光线从瞳孔射入，依次经过晶状体、玻璃体到达视网膜。视网膜将光信号转化为神经的电信号，沿视神经传入脑中产生视觉。

DNA：中文名为脱氧核糖核酸，是储藏、复制和传递遗传信息的主要物质基础。

中国少儿百科知识全书
奇妙的人体
郑 翔 毕文杰 著
刘芳苇 周艺霖 装帧设计

责任编辑 沈 岩 策划编辑 左 馨
责任校对 黄亚承 美术编辑 陈艳萍 技术编辑 许 辉

出版发行 上海少年儿童出版社有限公司
地址 上海市闵行区号景路159弄B座5-6层 邮编 201101
印刷 恒美印务（广州）有限公司
开本 889×1194 1/16 印张 3.5 字数 50千字
2022年10月第1版 2023年12月第3次印刷
ISBN 978-7-5589-1504-8 / Z · 0043
定价 35.00 元

图片来源 图虫创意、视觉中国、Getty Images 等

图书在版编目（CIP）数据

奇妙的人体 / 郑翔，毕文杰著. — 上海：少年儿童出版社，2022.10
（中国少儿百科知识全书）
ISBN 978-7-5589-1504-8

Ⅰ. ①奇… Ⅱ. ①郑… ②毕… Ⅲ. ①人体—少儿读物 Ⅳ. ①R32-49

中国版本图书馆CIP数据核字（2022）第194311号